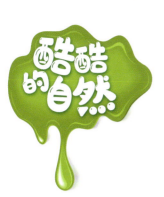

# 黏液可没那么恶心!

【美】唐恩·库西克 / 著
王玉婧 / 译

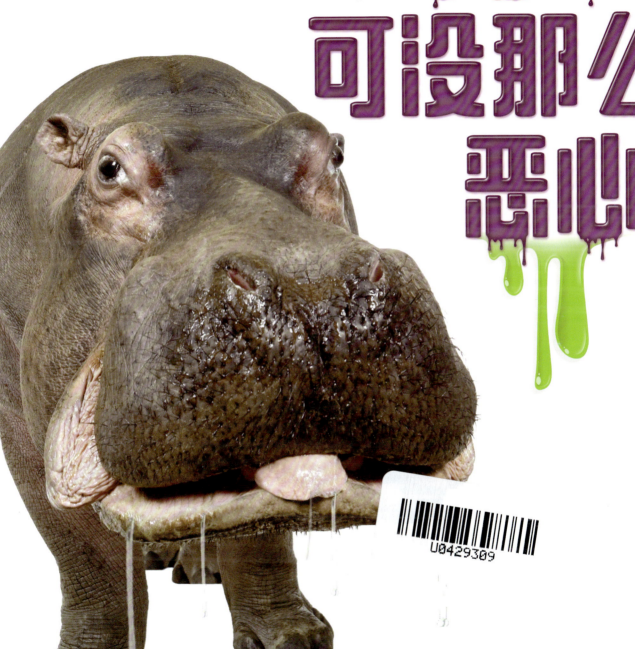

中国出版集团　现代出版社

版权登记号：01-2020-0650

图书在版编目（CIP）数据

黏液可没那么恶心！/（美）唐恩·库西克著；王玉婧译. -- 北京：现代出版社，2020.9
（酷酷的自然）

ISBN 978-7-5143-8328-7

Ⅰ.①黏… Ⅱ.①唐…②王… Ⅲ.①人体—体液—少儿读物 Ⅳ.①R331.5-49

中国版本图书馆CIP数据核字（2020）第150340号

Get the Scoop on Animal Snot, Spit & Slime

© 2016 Quarto Publishing Group USA Inc.

All rights reserved.

Text © 2016 Dawn Cusick

Images © the photographers and illustrators listed on page 79

Simplified Chinese copyright © 2020 Modern Press Co., Ltd.

### 酷酷的自然：黏液可没那么恶心！

| | |
|---|---|
| 作　　者 | 【美】唐恩·库西克 |
| 译　　者 | 王玉婧 |
| 责任编辑 | 王　倩　滕　明 |
| 封面设计 | 八　牛 |
| 出版发行 | 现代出版社 |
| 通信地址 | 北京市安定门外安华里504号 |
| 邮政编码 | 100011 |
| 电　　话 | 010-64267325　64245264（传真） |
| 网　　址 | www.1980xd.com |
| 电子邮箱 | xiandai@cnpitc.com.cn |
| 印　　刷 | 北京华联印刷有限公司 |
| 开　　本 | 889mm×1194mm　1/16 |
| 字　　数 | 110千 |
| 印　　张 | 5 |
| 版　　次 | 2020年9月第1版　2020年9月第1次印刷 |
| 书　　号 | ISBN 978-7-5143-8328-7 |
| 定　　价 | 48.00元 |

版权所有，翻印必究；未经许可，不得转载

# 目 录

## 鼻涕和黏液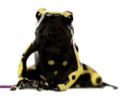

| | |
|---|---|
| 引言 | 4 |
| 101种黏液 | 6 |
| 呼吸 | 12 |
| 鼻涕 | 14 |
| 黏稠的分泌物 | 16 |
| 黏液的旅行 | 18 |
| 鱼类的黏液 | 20 |
| 会说话的黏液 | 22 |
| 隐身术 | 24 |
| 建设家园 | 26 |
| 黏液大餐 | 28 |
| 捕食 | 31 |
| 用黏液防御 | 34 |
| 有毒的黏液 | 38 |
| 胶状黏液 | 40 |
| 古怪的黏液 | 42 |

## 唾液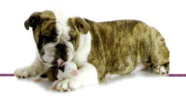

| | |
|---|---|
| 101种唾液 | 44 |
| 唾液里有什么 | 46 |
| 大量的唾液 | 50 |
| 黏糊糊的唾液 | 52 |
| 唾液清洁 | 54 |
| 唾液降温 | 55 |
| 用唾液说话 | 56 |
| 用唾液防御 | 58 |
| 有毒的唾液 | 60 |
| 水下唾液 | 66 |
| 唾液建造的巢穴 | 68 |
| 吐口水的动物 | 70 |
| 帮助吸血的唾液 | 72 |
| 疾病与唾液 | 74 |
| 古怪的唾液 | 76 |
| 致谢 | 78 |

# 引言

**欢迎来到这个充满鼻涕、唾液和各种黏液的世界！**
你会发现，当你第一次接触或了解自然界中一些奇怪的事物时，往往会感到非常困惑。比如，为什么有些青蛙会在干旱的季节制造黏液茧？蛇的毒液是唾液的一部分吗？然而，如果没有这些黏液，很多动物都会死亡。下面的文字会告诉我们一些原因。

## 吃东西
对于脊椎动物来说，唾液可以初步消化食物，然后再把这些半消化的食物转移到胃里。而对于很多无脊椎动物来说，黏液同样起着非常重要的作用，它们利用黏液制造出的线状、网状工具来捕捉猎物。有些动物的黏液和唾液中还含有毒素，这对抓捕猎物非常有利。还有些动物以黏液为食，这听起来一点都不好吃。

## 呼吸
黏液不仅可以帮助动物保持肺部清洁，还可以湿润肺部，从而加快气体交换（氧气和二氧化碳的进出）的速度。没有肺的动物同样需要气体交换，这些动物会通过皮肤进行呼吸，而黏液可以保持皮肤的湿润。下次当你再听到有人说起黏糊糊的蚯蚓和蛞蝓时，应该就会想起我们今天说的这些吧。

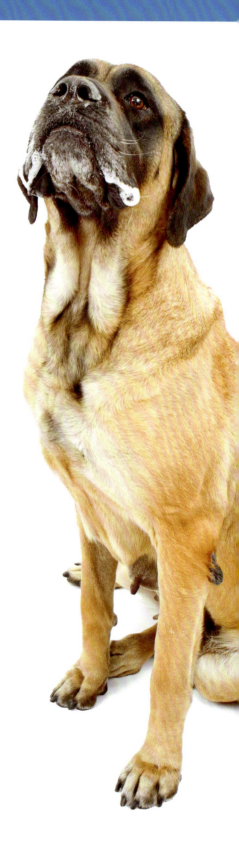

### 保护

很多动物使用含有化学物质的黏液来保护自己免受捕食者、细菌和真菌的伤害。还有些动物用黏液、唾液给自己解暑降温。当你在炎炎夏日吹着空调的时候,不妨想想动物是如何降温的。

### 交流

动物可以利用黏液、唾液中的化学物质进行交流。哺乳动物通过唾液舔舐识别自己的幼崽儿,还有些捕食者通过黏液痕迹追捕猎物。一些海洋动物也会使用黏液中的化学物质来分辨同类或躲避天敌。此刻,你是不是在为人类可以使用语言交流感到高兴?

### 建造

一些动物将黏液、唾液当作万能胶水来建造自己的房子,然后将身体或卵紧紧地粘在上面。想象一下用黏液为自己打造一个客厅或一张沙发……你觉得如何?

接下来请享受鼻涕、唾液和各种黏液带给你的乐趣吧!

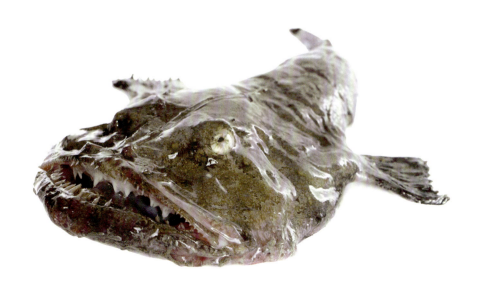

# 101种黏液

当人们看到黏液时可能会发出"呃……"的感叹,但实际上大多数黏液成分中的95%是水。黏液中也可能含有一些动物用于自卫或相互交流的化学物质。

## 化学课

黏液由一组被称为黏蛋白的蛋白质组成。有些黏蛋白上还附着糖类或脂肪。有时动物释放的黏性凝胶也被称为黏液。

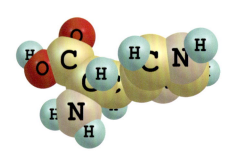

## 黏液的组成

大多数黏液在接触到水时会发生膨胀。所以对于生活在水里的动物来说,黏液起到了更重要的作用。例如,水母的身体几乎全部由黏液和水组成。

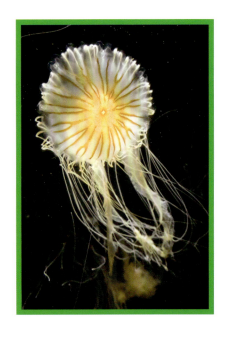

## 越多越开心!

人体中至少有8种黏液。有些动物可以分泌8种以上的黏液。

## 从何而来?

黏液由黏液细胞(mucous cells)产生并释放。有些人称这种细胞为杯状细胞,因为它们看起来很像老式的酒杯。还有一些人会使用更正式的名字——胶状细胞(collocyte)。这个名字的英文单词由两部分组成:collo 来源于拉丁语,意为"胶状物";cyte 来源于希腊语,意为"细胞"。一些动物体内的黏液细胞写作 mucocytes,mus 意为"黏蛋白",cytes 意为"细胞"。

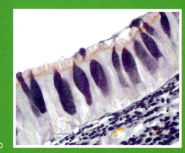

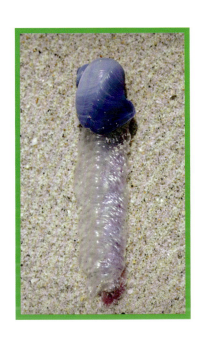

## 鼻涕的颜色

动物在感受到压力或生病时会分泌大量黏液。一些海螺可以分泌紫色或蓝色的黏液，人们曾经用它们制造染料。某些蛤蜊则会制造出大量凝胶状的棕褐色黏液，来防止藻类伤害它们。当我们生病时，我们的鼻涕通常会变成黄色或绿色。

## 血液？黏液？

河马分泌红棕色的黏液给皮肤降温，因为它们不像其他哺乳动物那样具有可以散热的汗腺。黏液中的一些化学物质就像防晒霜一样，可以保护河马不被紫外线晒伤。黏液中的其他化学物质，可以保护河马免受细菌的侵害。在人们还没有开始研究河马黏液之前，很多人认为河马之所以看起来是红色的，是由于皮肤流血造成的！

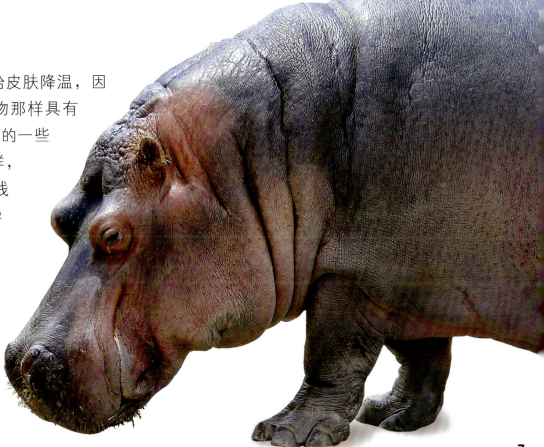

# 101种黏液

黏液通过各种途径来保护动物。一些黏液可以保护动物免受细菌或真菌的感染。另一些黏液可以帮助动物清洁身体，防止灰尘、酸性物质和其他化学物质对动物的侵害。

## 说来听听

黏液遍布动物的肠道，从嘴开始，直至肛门。黏液保护食道免受食物的刺激，防止胃酸对胃和小肠的损害，黏液还可以帮助小的食物分子进入血液，同时还能保护大肠不被粪便刮伤。

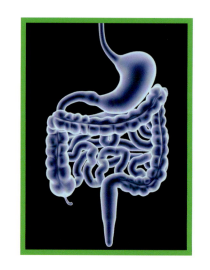

## 总共有多少？

人们一天大约可以产生4杯黏液。当我们生病时，产生的黏液会更多、更黏稠。那么这些黏液都去哪儿了呢？几乎都被我们吞下去了。

## 更多的黏液

肉食性和腐食性动物胃酸的酸度比其他动物要高得多。这类动物需要分泌更多的黏液来保护它们的胃部免受强酸的伤害。

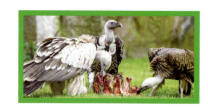

## 更厚的黏液

水獭用厚厚的黏液层保护它们的食道，避免吃鱼的时候被鱼刺划伤。

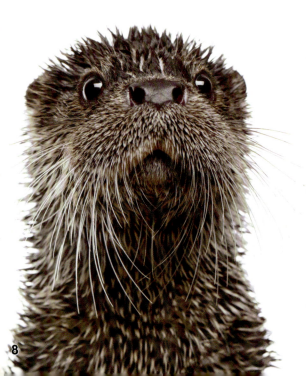

## 做一个深呼吸

脊椎动物肺部的支气管中充满了黏液，主要起到清除污垢、化学物质和其他小颗粒物质的作用。当黏液中混杂了这些异物时，就会引发咳嗽，将异物以痰的形式从肺里咳出来。除此之外，我们的膀胱里也充满了黏液。

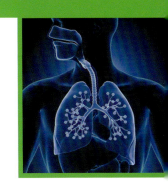

## 鼻涕制造机

我们鼻腔里的鼻涕由鼻窦中的胶状细胞产生。其他脊椎动物也有鼻窦。想象一下，一只大象每天需要分泌多少鼻涕！

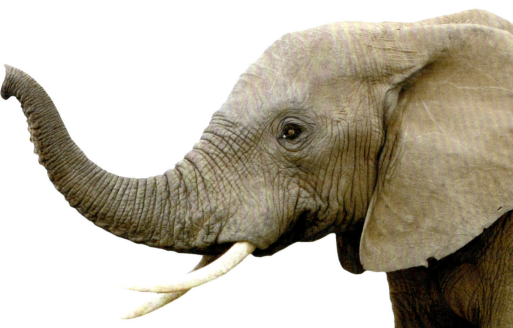

## 鼻子先知道

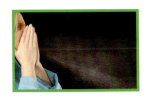

当异物进入你的鼻子或喉咙的后面时，你就会有打喷嚏的冲动。巨大的冲击力带着少量鼻涕从你的鼻孔里快速地喷射出去。

## 你现在可以听清我说话吗？

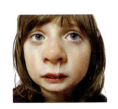

你还记得上一次得重感冒时说话的声音吗，是不是听起来很好笑？如果鼻涕太多阻塞了鼻窦，你的声音听起来就会非常低沉。

# 101种黏液

黏液可以帮助动物将重要的气体和化学物质输送到体内。这种运动叫作扩散。

## 黏液博士来救援

很多动物的黏液中都含有能够杀死细菌和病毒的化学物质。鱼、青蛙、蚯蚓和珊瑚是这类动物的代表。

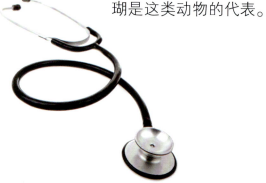
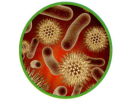
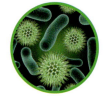

## 湿润的黏液

黏液中的水分有助于保持肺部湿润。鼻子和喉咙分泌的黏液还能湿润我们呼吸的空气。这样可以加快氧气和二氧化碳扩散到肺部和皮肤。

## 扩散实验

用臭袜子实验帮助你理解扩散。想象一下，你最好的朋友一年只洗一次袜子。那些袜子臭不臭？如果你的朋友将袜子脱下来扔到你房间的某个角落，过不了多久你就会闻到一股浓浓的脚臭味。为什么呢？因为那些臭袜子的气味会慢慢扩散出来。而这种扩散现象是自发的。

再做一个实验。在一杯水中加入几滴食用色素就能观察色素在水中的扩散了，有趣吗？再用热水试一次。

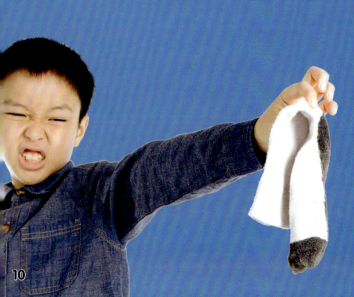

## 有毒的黏液

箭毒蛙（右图）、斑点钝口螈（下图）和一些其他的两栖动物能用黏液传播毒素。有些蛙类的皮肤黏液中还含有能驱蚊的化学物质。

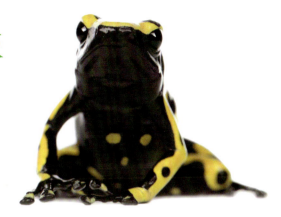

## 眼屎？

当你每天早晨睁开眼睛醒来时，你会发现眼角有像沙砾一样的东西，通常我们会称之为眼屎，它们都是正常产生的。眼屎由变硬的黏液、油脂和死亡的细胞组成。

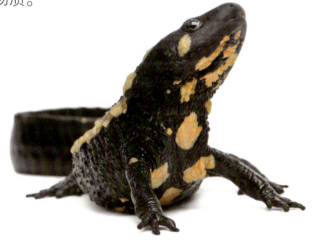

## 眨眼

通过眨动眼睑，我们可以在一些黏液、油脂和不干净的东西凝固之前，将其清除掉。下次你参加不眨眼比赛的时候，说不定会想起这件事！

## 这不是眼泪

海豹、海狮和海象在水下活动时，眼睛会分泌一些可以保护眼球的黏液。当眼睛周围的黏液被风吹干后，留下的痕迹看起来像哭过一样。

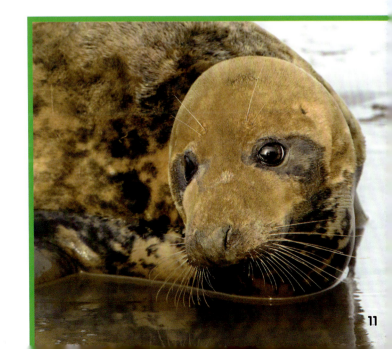

# 呼吸

动物通过不同的方式将氧气输送到体内，进而帮助细胞制造能量，同时，将生成的二氧化碳排出体外。黏液可以加快气体交换的速度。

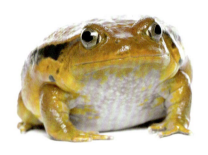

## 小小的肺

与脊椎动物相比，大多数两栖动物的肺都很小。它们所需的氧气光靠肺部提供远远不够，而皮肤黏液在皮肤呼吸方面起到了重要的作用。

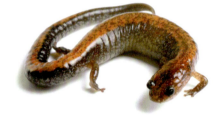

## 黏糊糊的皮肤

大多数两栖动物都拥有小小的肺，而一些蝾螈的肺几乎退化消失，完全通过黏糊糊的皮肤获得氧气。厚厚的黏液可以让它们的皮肤时刻保持湿润，有助于获得充足的氧气。

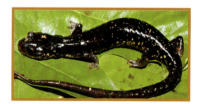

## 气体交换

蚯蚓、线虫以及很多其他的无脊椎动物也通过皮肤进行气体交换。黏液的存在，加快了皮肤进行气体交换的速度。

## 会呼吸的眼睛

很多动物的眼睛都覆盖了一层由黏液组成的薄膜，它有助于眼睛进行气体交换。我们的眼睛并不像身体其他部位那样，拥有丰富的血管，因此气体交换的过程显得十分重要。这层薄膜还能使我们看清东西，保护眼睛不沾染灰尘。

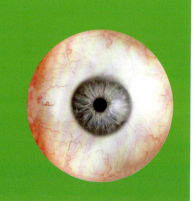

## 喷出鼻涕

当鲸鱼浮出水面时，它们通过呼吸孔喷出气体、水和一些黏液的混合物。海洋生物学家利用小型无人机收集这些喷出来的黏液，并用于科学研究。

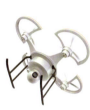

## 鳗鱼的皮肤

鳗鱼虽然有鳃，但是它们一半以上的氧气都是通过布满黏液的皮肤获得的。

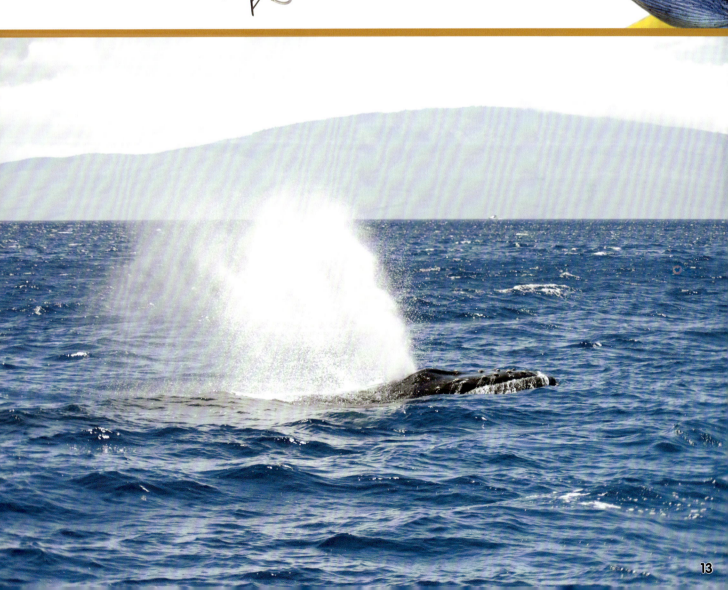

# 鼻涕

不要小瞧鼻涕哦，它的作用可大了！它可以阻挡灰尘和花粉进入动物的肺部，它还能帮助动物保持嗅觉灵敏，从而顺利找到食物并躲避天敌。现在就让我们来听听有关鼻涕的故事吧！

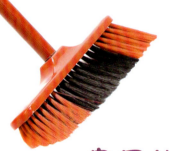

## 清洁员

哺乳动物的鼻涕可以吸附进入鼻孔里的污垢和细菌。随后鼻腔里的小绒毛（又叫纤毛）会把混着污垢和细菌的鼻涕推到喉咙的后面，然后进入胃里。

## 鼻屎的组成

鼻腔里的鼻涕混合着灰尘和其他杂物，当动物呼吸时，这些混合物会在鼻孔里变干。最终会变成什么呢？一块鼻屎。

## 闻一闻这个！

鼻涕可以帮助动物辨识气味。气味分子随着呼吸溶于湿润的鼻涕中，神经细胞会将从鼻涕里收集到的气味信息传递给大脑。

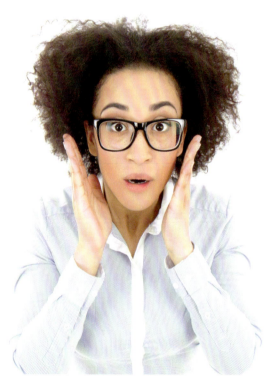

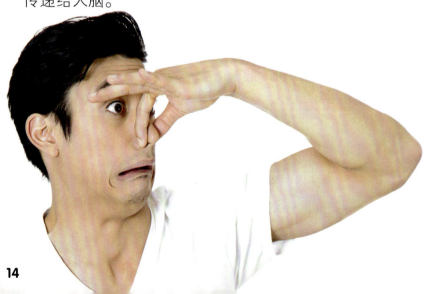

## 令你的科学老师感到震惊

试着用科学术语来取代"鼻屎"这个词，比如鼻腔碎屑（意思就是鼻子里的废物和垃圾）。

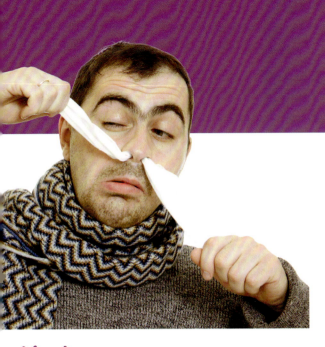

## 挖鼻屎

人们也许会在看到其他灵长类动物挖鼻屎时感到恶心。其实这样做是为了及时清理掉那些已经硬化的鼻涕，时刻保持鼻黏膜湿润，有助于它们闻到附近捕食者和猎物的气味。

## 美味？

为什么大猩猩、黑猩猩，以及其他的灵长类动物喜欢吃掉挖出来的鼻屎呢？因为在野外，食物的竞争非常激烈，即使是低能量的鼻屎也值得一吃。

## 辣到流鼻涕

辛辣的食物通常会使你不停地流鼻涕。

## 冻出鼻涕

严寒中，很多动物都会冻得流鼻涕。在特别冷的情况下，鼻涕还会冻成冰碴儿。

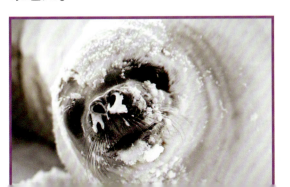

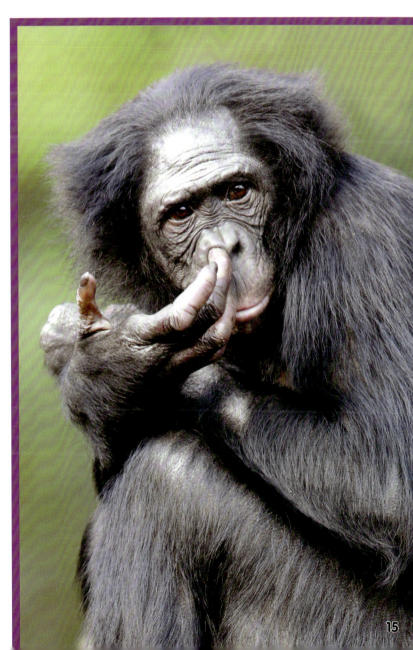

# 黏稠的分泌物

黏糊糊的黏液可以帮助很多动物在野外觅食和生存。

### 带黏液的吸盘

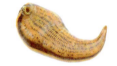

水蛭的吸盘会分泌酸性黏液，使它们能够吸附在动物身上吸血。口腔中的黏液还能稀释它们吸入的血液。

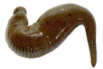

### 快乐捕食

如果你是一只既没有爪子也没有尖牙的肉食性动物，那么你该如何捕猎呢？用布满黏液的舌头！青蛙、蟾蜍和变色龙口腔内的腺体会分泌胶状黏液，这种黏液附着在舌头上，它们靠伸出黏糊糊的舌头捕食。

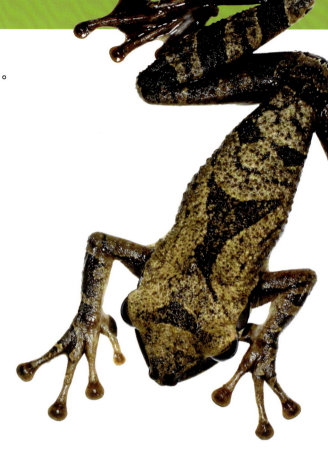

### 布满黏液的脚趾

树蛙利用布满混合黏液的扁平脚趾爬树。

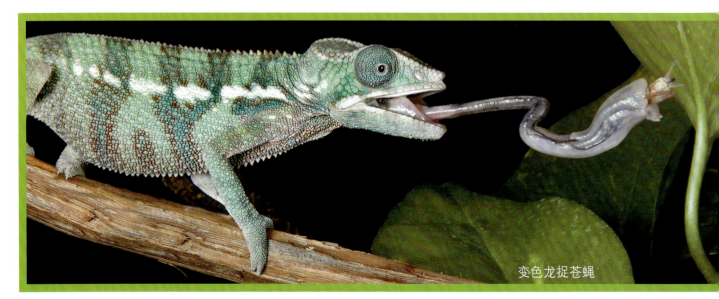

变色龙捉苍蝇

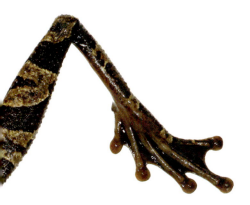

## 后背上的蝌蚪！

和大多数青蛙不同，箭毒蛙会将卵产在树上而不是水里。卵变成蝌蚪后仍然需要水分，因此雄性箭毒蛙会将蝌蚪背在背上，带着它们去寻找附近有水的地方，有时雌性箭毒蛙也会帮忙运送。这些箭毒蛙背上的黏液可以在运送过程中防止蝌蚪从背上滑落。

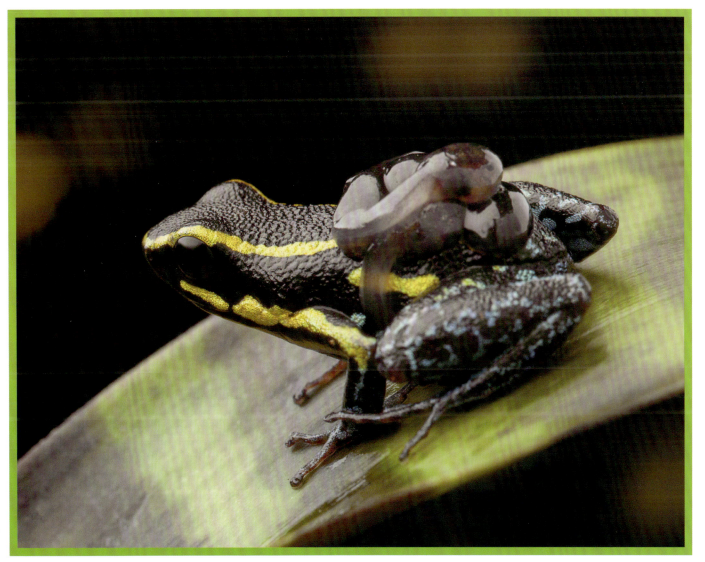

# 黏液的旅行

对于大多数动物来说，从一个地方快速地转移到另一个地方，可以帮助它们找到更多的食物和更好的栖息地，还可以躲避捕食者的追击。而快速移动需要很多能量，那就靠黏液来帮助它们吧！

## 蠕行

蜗牛和蛞蝓用强壮的肉质足在粗糙的地面或其他物体的表面上行走，有时还要在树上爬上爬下。它们身上的黏液可以帮助它们以两种方式移动。首先，胶状的黏液有助于它们悬挂在一些物体的表面，即使倒挂也不会担心掉下来。其次，当它们足部的肌肉挤压黏液时，黏液会变得像液体一样，使它们能够在物体表面滑行。

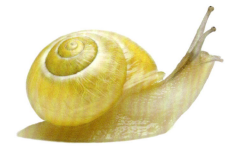

## 土壤中穿行

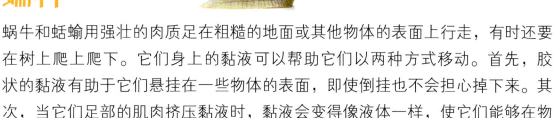

黏液使蚯蚓能够在泥土和洞穴里自由穿梭。仅在一个院子里，你就能找到成千上万只蚯蚓。想象一下会有超多的黏液哦！

## 双重麻烦

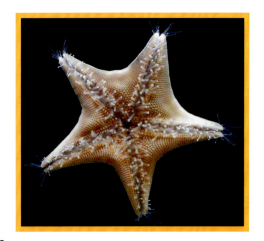

一些动物具有可以迅速释放黏液的腺体，或者可以迅速溶解黏液的腺体。动物利用这两种不同功能的腺体完成运动。粘贴、分开……一次又一次。海星、海胆、涡虫等动物都是这样运动的。

## 减少能量散失

像梭鱼这样能快速游泳的鱼类,鳞片上都有一层黏液,这样可以减少游泳时水流的阻力。虽然它们的身体在制造黏液的时候消耗了能量,但是有了黏液它们才能更省力地游泳,最终还是节约了能量。

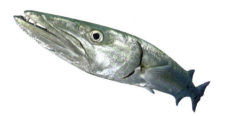

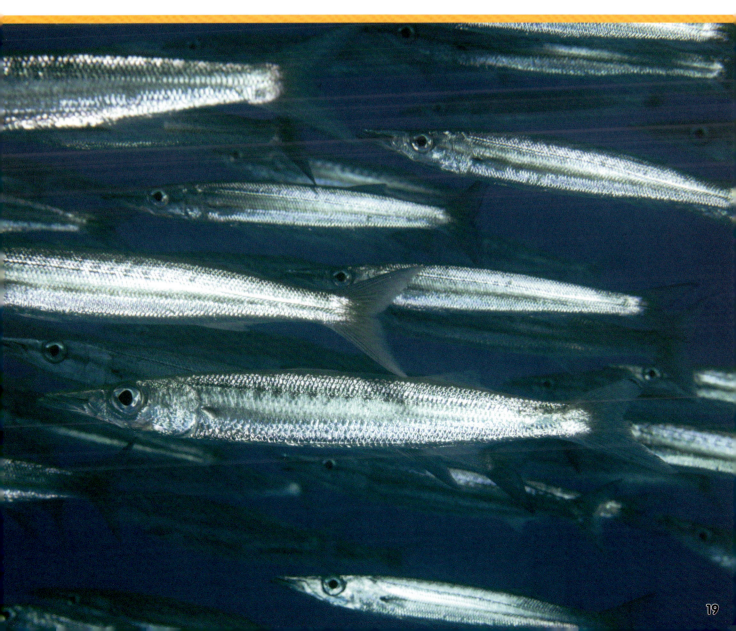

# 鱼类的黏液

鱼鳞是鱼类皮肤的一部分,和人类皮肤的成分一样,鱼类的皮肤也由角蛋白构成。鱼类皮肤上的腺体可以产生黏液。对黏液需求量大的鱼类,拥有比其他鱼类更大或更多的黏液腺。

## 鱼鳞的大小

鱼类的鳞片并不相同。也有鳞片少或根本没有鳞片的鱼类,它们会分泌更多的黏液来保护自己。

本页展示的鱼是鮟鱇鱼。它们没有鳞片,取而代之的是大量黏液。

## 有毒的黏液

由于鮟鱇鱼皮肤外面的黏液有毒,所以它们的天敌常常在吃掉它们后又将其吐出来。生物学家将鮟鱇鱼身上的黏液涂在其他鱼类的身上,这些鱼类的天敌也会放弃捕食它们。

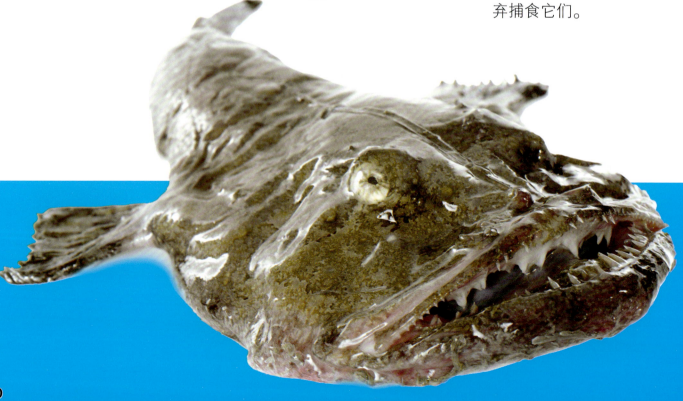

## 为什么淡水鱼的尿那么多？

当鱼类身体内部的盐度高于它们周围环境中水的盐度时，水分子就会通过细胞进入鱼的体内。如果它们不及时处理这些多余的水分，身体就可能被胀破。淡水鱼类的皮肤上通常有一层厚厚的黏液，用于阻止多余的水进入它们的身体。我们把水穿过细胞的扩散方式称为渗透。

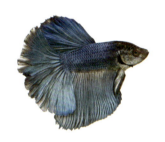

## 请善待它们

大多数鱼类在被人们触摸时都会分泌大量黏液。如果你想触摸一条宠物鱼，请用毛巾代替手指。当鱼类感受到捕食者或环境带来的压力时，它们会由于应激反应而释放大量黏液保护自己。

## 迁移

长期以来，鱼类生物学家一直对大西洋鲑鱼如何从淡水迁移到海水这件事感到好奇。（因为渗透问题，大多数水栖动物无法既在淡水又在海水里生活。）

## 黏液实验

当生物学家测试迁移中的鲑鱼所分泌的黏液时，他们发现这些鱼的黏液中含有比平时更多的蛋白质和抗体。鲑鱼产生抗体可能是为了免受海虱和其他海洋寄生虫的侵害，而这些寄生虫并不会出现在淡水环境中。这些黏液也可能是解决渗透问题的关键，因为海水的盐度比它们身体内部的盐度高得多。

# 会说话的黏液

很多动物使用一种叫作"信息素"的化学物质来发送和接收信息。黏液使这些信息素扩散到动物身体的各个部位,从而让信息得以分享。

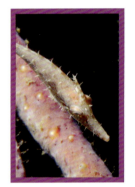

### 会说谎的黏液
一些鲀类会利用黏液逃避捕食者的追击。这些黏液闻起来很像珊瑚的味道,这样就能骗过捕食者了。

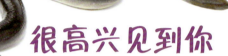

### 很高兴见到你
鳗鱼用皮肤上的黏液辨别彼此的年龄和性别。

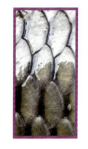

### 警戒
很多鱼类在皮肤受伤时,会释放一些有警戒作用的黏液。一些聪明的捕食者发现可以通过警戒黏液找到那些受伤的猎物,这样就能更轻易地捕捉它们了。

### 召唤同伴!
很多鱼类通过黏液释放的气味集群。

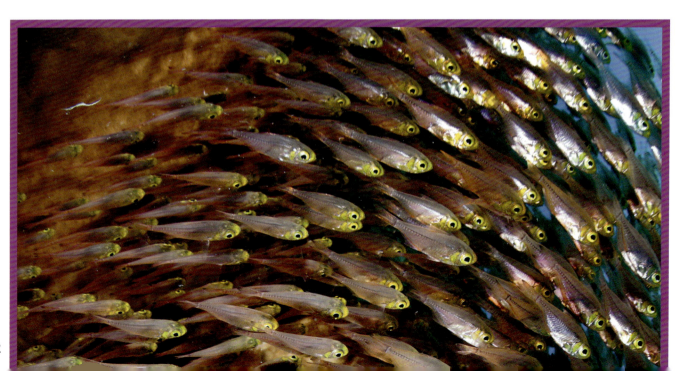

## 棘手的情况

你有没有想过为什么章鱼触手上的吸盘能有效作用在捕食者和猎物身上,却从不会将自己吸住?因为触手和吸盘上布满了黏液,这些黏液可以帮助神经细胞将信息传递给肌肉细胞,告诉它们什么时候不应该收缩。

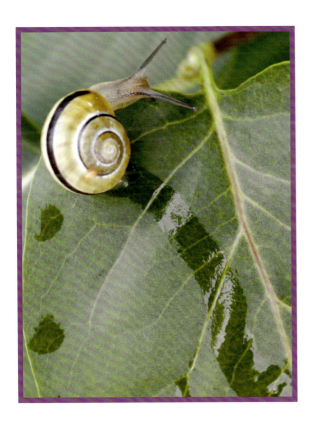

## 蜗牛的足迹

许多陆生蜗牛会沿着其他蜗牛留下的黏液痕迹爬行。一些蜗牛利用这些痕迹寻找猎物或配偶。还有一些蜗牛会沿着黏液痕迹捡拾遗留的食物残渣。当蜗牛沿着其他蜗牛刚刚爬过的痕迹前行时,它们不用分泌很多黏液,这样一来便会节省不少体力。

## 呸,这味道太恶心了

有些蚯蚓会用黏液标记洞穴的位置。当捕食者靠近时,它们还会释放出警戒黏液。生物学家曾目睹过,一些蝾螈在受到黏液刺激时,会将吞下去蚯蚓吐出来。

## 比定位系统更好用

一些蛞蝓通过来时留下的黏液痕迹找到回家的路。听起来是不是很厉害?但不幸的是,蛇或者其他捕食者也会通过这条痕迹找到它们。

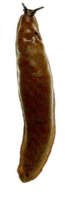

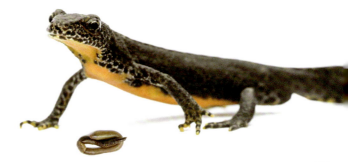

# 隐身术

动物会出于各种原因将自己隐藏起来。一些动物隐藏的目的是躲避捕食者；还有一些动物将自己隐藏起来守株待兔，等待猎物的出现，找到最佳时机后突然出击。

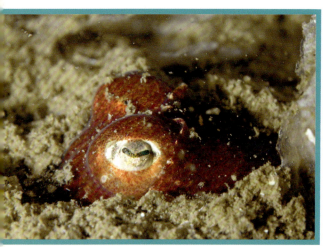

## 隐身

耳乌贼为了躲避捕食者，整个白天都会把自己埋在沙子里。它们分泌的黏液可以把沙子粘在身上，使它们隐藏得更好。

## 用沙子做伪装

有些鳗鱼并不是躲在洞穴或岩石之间，而是躲在沙子下面，它们会利用皮肤黏液粘住沙子，从而伪装自己。

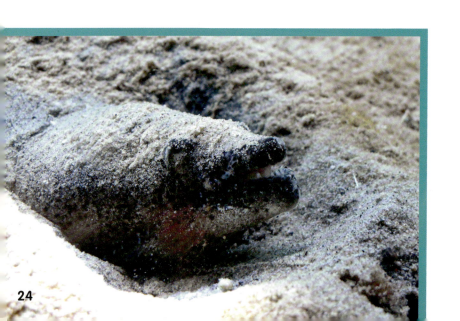

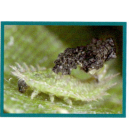

## 呃……

负泥虫的幼虫把自己藏在一层又一层的黏液和粪便下面，以此来躲避捕食者。黏液层也可以帮助它们在吃东西时保持身体凉爽。

## 甜美的梦

大多数鹦鹉鱼在睡觉前会吐出大量的黏液，并在这些黏液形成的被子下面过夜。生物学家认为，黏液可能会保护这些鱼类免受鳗鱼的攻击。在室内实验中，鳗鱼吃掉了没有黏液被子的鹦鹉鱼，而躲避在黏液被子下面的鹦鹉鱼则幸免于难。因为当鳗鱼品尝过那些黏液后，就对鹦鹉鱼视而不见了。除此之外，一些隆头鱼也喜欢制造黏液被子并在下面睡觉。

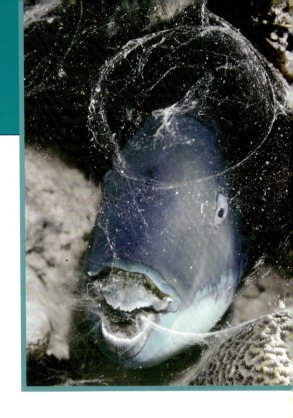

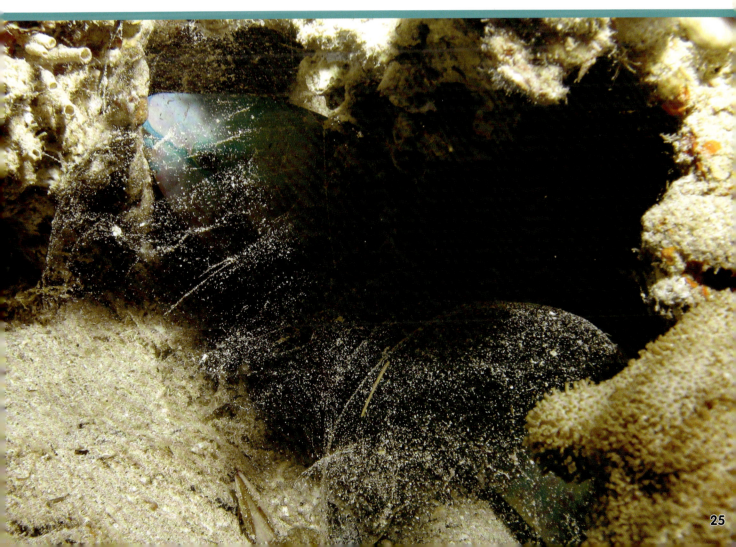

# 建设家园

动物利用黏液建造它们的家，保护它们免受捕食者和外界环境的伤害。一些可以分泌胶状黏液的动物，甚至能在珊瑚礁中安家落户。

## 黏液洞穴

一些螳螂虾和鲈鱼为了躲避捕食者会在洞穴里待很长时间。黏液还能将沙子做的洞穴连在一起。

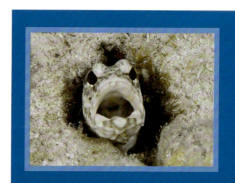

上图：鲈鱼
右图：螳螂虾

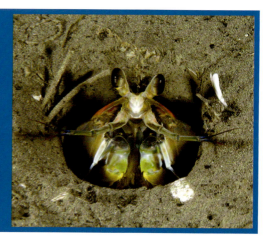

## 保持凉爽

生活在澳大利亚的储水蛙会把水分储存在它们的膀胱和皮肤下面的囊中。在干旱缺水的季节，这些蛙类会把自己埋在用脚蹼挖掘的地洞里，用脱落的黏膜和皮肤做成防水茧。如果储存的水用完了，储水蛙就会吃掉部分防水茧，以此获取水分。

一些土著居民会将储水蛙从地洞里挖出来，挤压它们的身体，从而获得新鲜的饮用水。

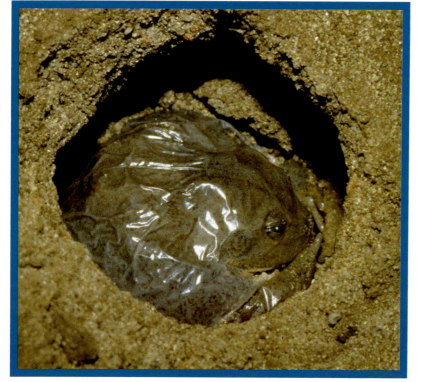

## 上下颠倒

幼年海鞘利用头部的黏液将自己倒挂在成年个体生活的区域。右图中蓝色的生物就是海鞘，它们生活在海绵和珊瑚旁边。

## 建造礁石

世界上超过25%的鱼类都生活在珊瑚礁生态系统中。当然，没有黏液就没有珊瑚礁。幼年的珊瑚和海绵会漂落到海底。当它们找到一个适宜的住处时，就会用超强的黏液把自己和新家紧紧地粘在一起。

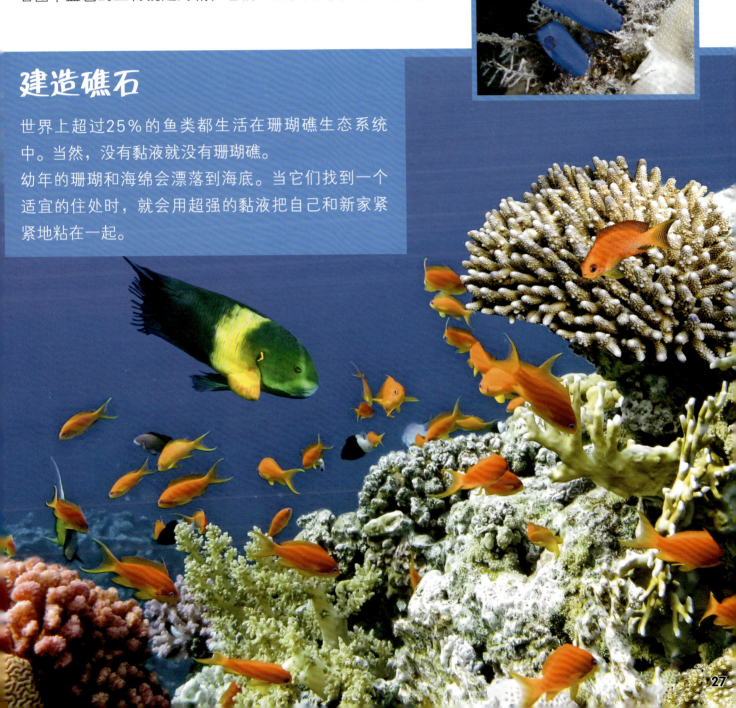

# 黏液大餐

黏液是一些动物的主要食物。其实黏液中没有太多能量，也很少有动物愿意花时间争夺黏液，但黏液却是一些生活在水下的动物赖以为生的食物。

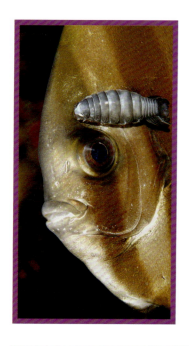

### 黏液盔甲
如果寄生虫太靠近鱼类的皮肤，鱼类就会释放大量黏液，迫使寄生虫脱落。

### 黏液信号
在清洁站洗澡的鱼类，它们是如何告诉清道夫吃掉身上的寄生虫或死皮细胞而不是吃黏液呢？它们通过改变黏膜层来告诉清道夫。

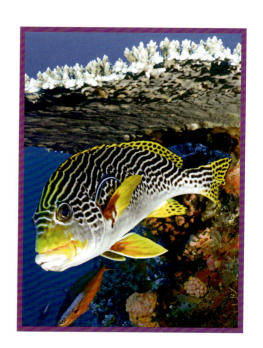

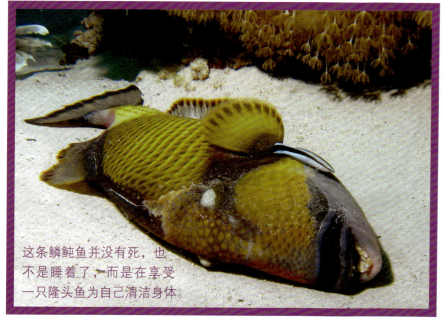

这条鳞鲀鱼并没有死，也不是睡着了，而是在享受一只隆头鱼为自己清洁身体。

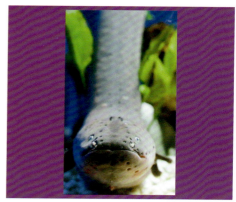

### 哎哟！
如果清道夫小鱼不小心咬到了电鳗的皮肤黏液，电鳗就会给这个小家伙一个猛烈的电击！

## 主食

在一项研究中,生物学家发现,一种南美鲇鱼的食物组成中有94%是黏液。另外6%是什么呢?主要是藻类。

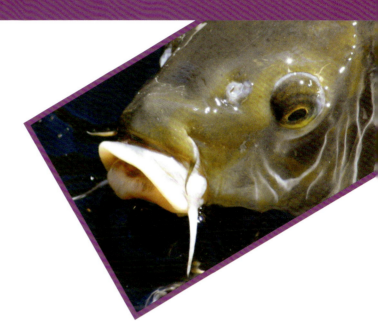

## 初乳

谁说只有哺乳动物能分泌乳汁喂养孩子?一些盘丽鱼和亚洲鲇鱼可以通过鳞片释放黏液乳汁喂养幼鱼。雄鱼和雌鱼会连续几个星期给幼鱼喂食身体产生的黏液。

## 蜗牛的黏液

有些蕈甲以蜗牛的黏液为食。它们同时也吃真菌。下次有人叫你吃光蔬菜的时候,不妨想想吃蜗牛黏液的动物,对比之后蔬菜就显得可口多了。

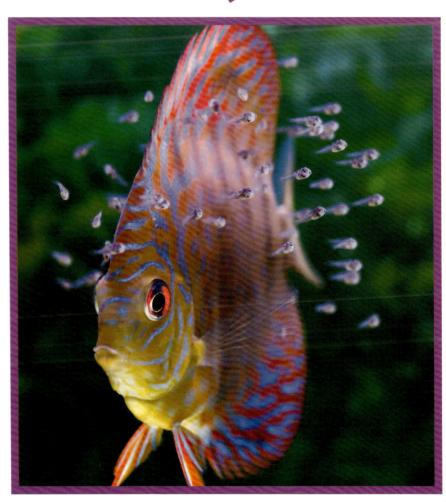

# 黏液大餐

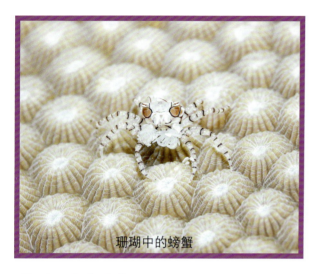

珊瑚中的螃蟹

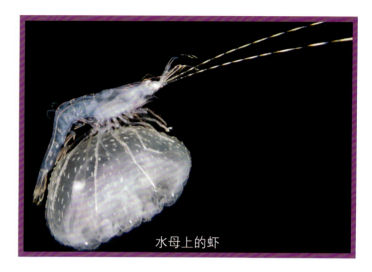

水母上的虾

## 粪便清洁工

对于海绵和珊瑚等没有真正消化系统的动物来说，黏液可以帮助它们清除体内废物。许多种类的螃蟹、龙虾和虾以珊瑚的黏液废物为食。一些海绵会把自己的粪便黏液丢给附近的珊瑚。其他动物和细菌也会吃这种粪便黏液。

## 打败它，老兄

当水母想要摆脱"搭便车"的虾、龙虾和螃蟹时，它们会分泌大量黏液。龙虾和螃蟹非但没有离开，反而吃掉了黏液！

有些螃蟹和龙虾不满足吃珊瑚的黏液废物，为了得到新鲜的黏液，它们还会切开珊瑚。当珊瑚分泌大量黏液保护自己时，螃蟹就会把这些黏液统统吃掉。

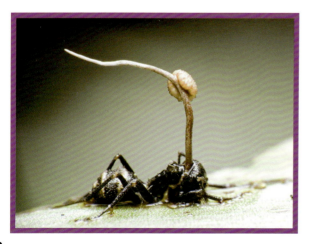

## 僵尸蚁

蜗牛试图通过制造一种叫作囊肿的黏液球来清除肺部的寄生虫。黏液球在蜗牛爬行时从身体上掉落下来。当蚂蚁发现黏液球时，它们就会把这些黏液球吃掉。而黏液球中的寄生虫会寄生在蚂蚁体内，使蚂蚁看起来像僵尸似的。

# 捕食

对于很多无脊椎动物来说，黏液是它们捕食时非常有用的工具。有时黏液可以覆盖动物的全身，有时黏液也充当线、网等工具。

## 黏液过滤器

幼形动物生活在海洋里，为了捕捉食物，它们用两张像过滤器一样的黏液网建造自己的住所。幼形动物是被囊动物的一种。这类动物的个体仅有5厘米宽，但它们用黏液造的房子可能会达到1.8米宽哦！

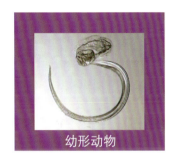

幼形动物

## 下沉体

当这些过滤网被堵塞时，幼形动物就会离开它们的黏液房。旧的黏液房看起来像个降落伞，被称为下沉体，因为它们最后会沉到海底。当蒙特利湾水族馆研究所的科学家对下沉体进行研究时，他们发现很多深水动物都会食用这些下沉体。据说，一些幼形动物每天可以制造20个新的黏液房！

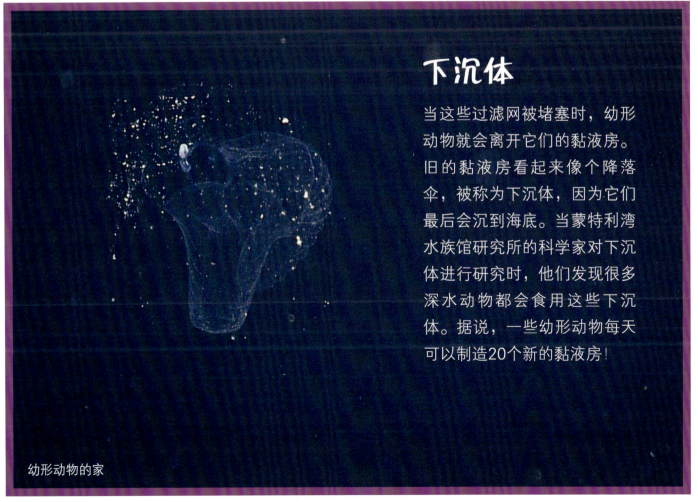

幼形动物的家

# 捕食

## 黏液网和黏液线

很多海洋动物利用黏液过滤海洋雪*和浮游生物中可食用的东西。一些海洋腹足动物和蠕虫（右图）用黏液网捕捉猎物。很多贻贝（下左图）和砗磲（下右图）利用黏液线捕捉猎物。

*注：海洋雪是指深海中像雪花一样不断沉降的有机物碎屑，来源于海洋上部透光层的有机物。

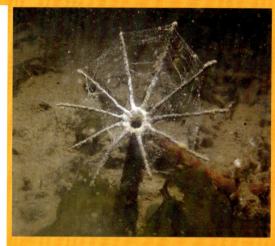

上图：风车竹虫靠辐管生活。它们用黏液填满辐管之间的空间，这样可以粘住一些小的食物碎屑。为了取食，这些动物长出了辐管，它们靠吃粘满食物的黏液为生。

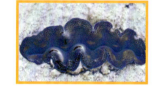

## 滤食性取食

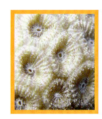

珊瑚（左图）和海绵用一种黏液捕捉猎物，用另一种黏液清理垃圾。当它们逐渐衰老或进入深海生活时，黏液也会随之变化。

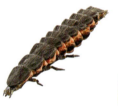

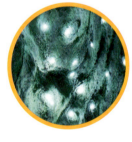

## 黏液秀

新西兰分布的一种萤蕈蚊，其幼虫能发出荧光吸引猎物，因为在它们的身体里有个叫马氏管的结构，可以分泌黏液，产生发光的液滴，这些液滴会沿着丝线落下，形成捕食的工具。世界各地的游客都慕名而来，观看这场演出。

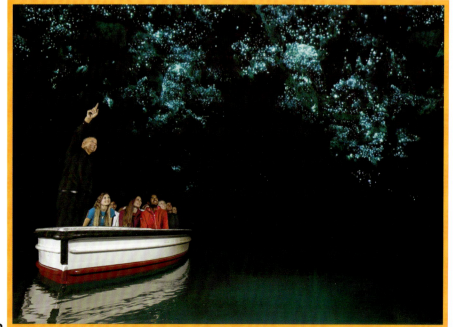

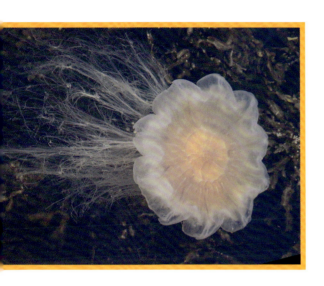

## 黏液线捕食

栉水母（右图）用含有刺细胞的黏液线捕食。黏液线平时缠绕在一起，待准备出击时，栉水母才会释放它们，就像牛仔用绳子套住小牛一样。

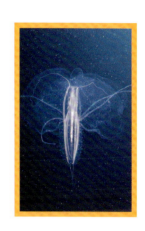

## 刺人的黏液

水母的刺细胞上始终包裹着一层又一层的黏液。黏液将被蜇伤的猎物固定住，直到水母把猎物移入口中。有些水母可以携带大量黏液，狮鬃水母（上图）被称为鼻涕怪，因为它们的黏液实在太多了。

## 黏液光

耳乌贼利用发光器周围的黏液捕捉在黑暗中发光的细菌。当耳乌贼在夜间捕食时，这些发光的细菌可以帮助它们隐入月光中。

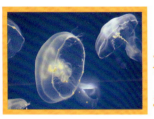

## 黏液做的铃铛

海月水母不使用刺细胞捕食。它们铃铛状的伞部下面充满黏液。当食物附着在黏液上时，水母会用腕足将这些充满食物的黏液送入口中。

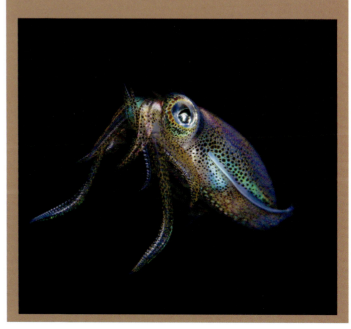

# 用黏液防御

黏液通过多种途径来保护动物。有时动物释放的黏液可以驱赶捕食者，多出来的黏液还可以形成保护层，保护它们免受外界和捕食者的伤害。

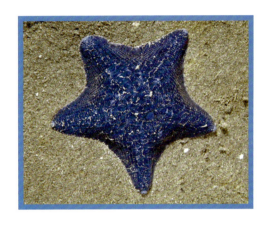

## 你真讨厌！

黏液海星拥有厚厚的皮肤和粗壮的腕足，这意味着它们不能像其他海星那样迅速地躲避捕食者。当受到捕食者威胁时，它们会释放一层厚厚的黏液驱赶捕食者，这种黏液不仅有毒而且难吃。

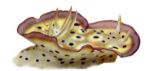

## 谢谢你！

海蛞蝓可以分泌黏液，用于防止被珊瑚、海葵和水母等猎物蜇伤。当海蛞蝓吃掉这些猎物时，猎物的刺细胞就会留在它们体内，并帮助它们防御敌人。

## 你刺不到我！

很多种类的螃蟹和龙虾都用黏液抵御珊瑚、海葵和水母的刺细胞。

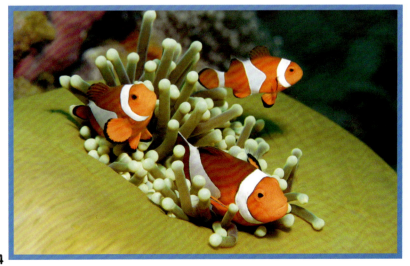

## 小丑鱼的栖息地

小丑鱼会制造特殊的黏液保护它们免受海葵刺细胞的伤害。这种黏液让小丑鱼可以在海葵里安全地栖息。年幼的小丑鱼在第一次受到海葵攻击后就开始分泌这种黏液了。

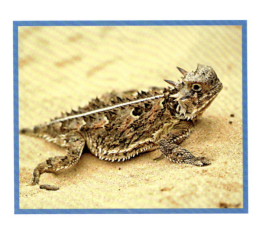

## 炫酷的捕食技巧

如何捕食地球上最毒的昆虫？得州角蜥蜴以收割蚁为食，它们可以在吞食收割蚁之前，先用黏液层层围住收割蚁。这样一来就可以享受美味了！

## 好多黏液腺

还有什么比大量盲鳗黏液更糟糕呢？盲鳗黏液与蛋白丝混合，会变成黏稠的纤维！盲鳗为什么会制造这么多黏液？因为它们有超过100个豌豆状的黏液腺。甚至当鲨鱼和其他大型鱼类碰到盲鳗的黏液时都会马上离开。

## 蛞蝓的黏液

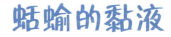

蛞蝓在受到威胁时会产生大量黏液。厚厚的黏液层使它们很难被捕食者捕获。如果被捕食者咬住，蛞蝓就会变得非常黏，以至捕食者不得不将蛞蝓吐出来。

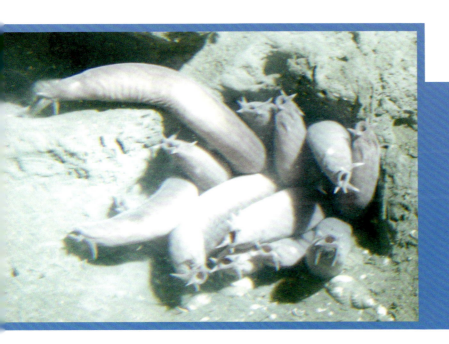

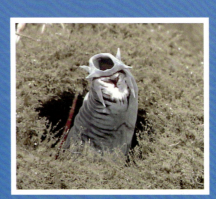

35

# 用黏液防御

## 黏液的防御作用

当海绵和珊瑚遭到捕食时,它们就会释放出大量黏液。有些捕食者在遇到充满黏液的猎物时会放弃捕猎。还有一些捕食者,比如下图中的海龟,它们会吃掉防御者产生的黏液。虽然黏液的营养没有珊瑚和海绵高,但聊胜于无嘛。

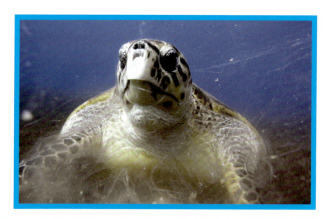

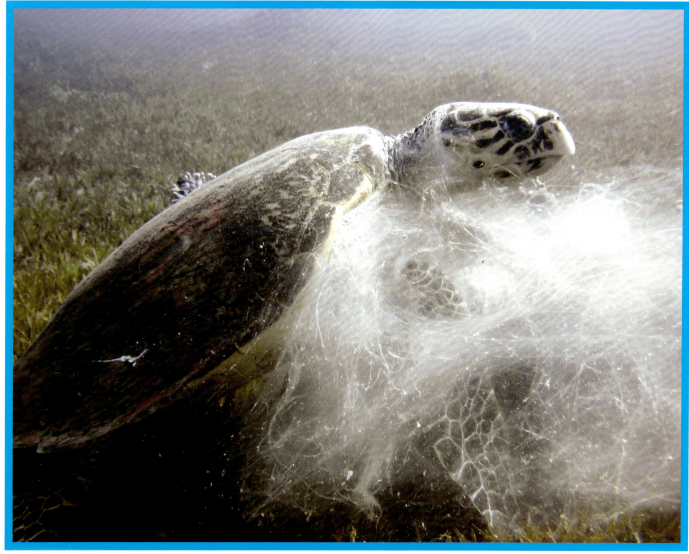

## 带刺的黏液

虹鱼将毒液储存在布满黏液的囊中。当虹鱼的刺扎进另一种动物的身体时,毒液囊就会打开并释放毒液。

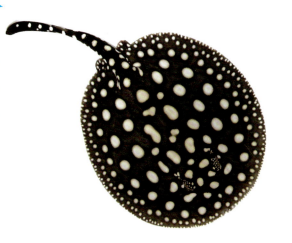

## 黏液墨汁

很多章鱼、柔鱼和乌贼受到威胁时会喷射出墨汁。有时它们会把自己藏在墨汁中;有时它们利用墨汁制造的云雾迷惑捕食者,然后迅速逃离。这种墨汁云来自混合了大量黏液的黑色素。甚至连刚出生的幼体也会喷射墨汁。

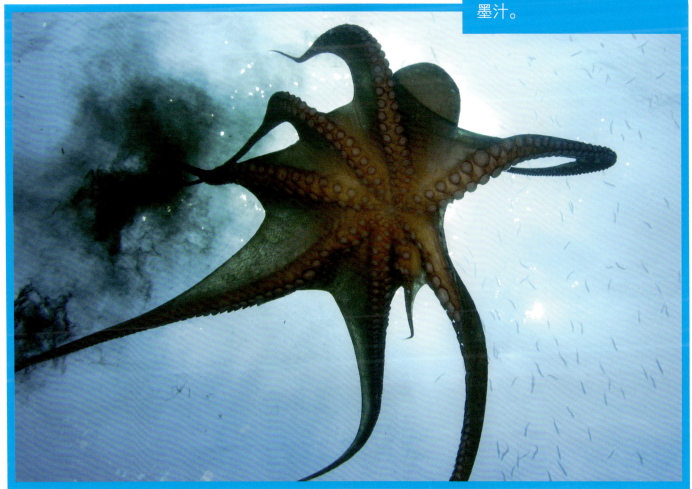

# 有毒的黏液

黏液在帮助有毒动物传播毒素方面起着重要的作用。很多动物依靠这些毒素来防御捕食者或捕捉猎物。

## 偷毒液的贼！

河豚的黏液中带有毒性很强的毒素。这些毒素不会干扰以河豚黏液为食的寄生性桡足动物。桡足动物甚至会将河豚毒素保留体内并用于防御。

## 毒刺

狮子鱼的刺上布满含有毒素的黏液。即使死后,其刺上的黏液仍然有毒。人们是如何知道的呢?当高级餐厅的厨师们试着烹饪狮子鱼时,他们必须戴上特制的手套。烹饪时的高温会破坏狮子鱼的毒素,因此可以放心食用。

## 侵入式毒素

箱鲀的黏液也有毒。和很多动物一样,它们黏液中的毒素会扩散到周围的水体中,当箱鲀或其他有毒鱼类游到新的水域时,麻烦也随之而来。

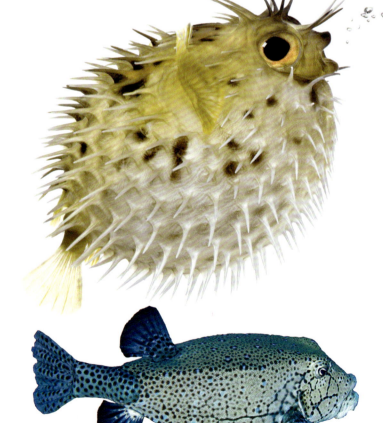

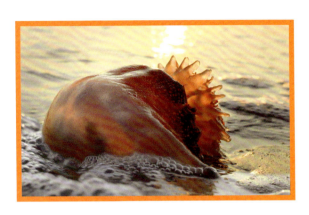

## 创纪录的黏液

箱形水母的毒液可以在几分钟内杀死一个人。来自澳大利亚的生物学家已经开始用"挤牛奶"的方式来收集箱形水母的毒液，用于药物研究和抗毒药物的开发。想要从箱形水母的黏液中提取毒素，需要做大量的工作。

## 毒素防御

当捕食者靠近时，球水母会释放出有毒的黏液。这些毒液虽然不足以杀死一个人，却可以杀死很多小鱼。

## 来跳舞吧！

圆栉锉蛤会发出闪烁的光吸引小动物，然后捕食它们。如果个头较大的动物被光线吸引或试图发起攻击时，圆栉锉蛤就会释放有毒的黏液驱赶它们。

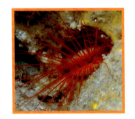

## 越多越好？

健康的鱼类会依靠黏液保持鳃部洁净。但是当鱼类暴露在有毒的赤潮中时，它们会因为鳃部分泌过多的黏液而窒息死亡。

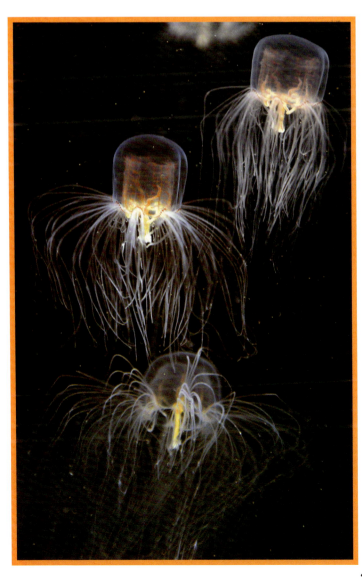

# 胶状黏液

一些动物可以依靠胶状黏液将卵附着在物体表面。这种黏液吸附力很强，即使大雨、沙尘、洋流和大风也不会破坏它们的黏性。

## 甲壳类动物的国度

很多甲壳类动物会把它们的卵粘在身体上加以保护。一些物种，只有雄性会把卵粘在身上。另一些物种，雌性也会这样做。右图这只螃蟹正在照看它腹部的卵。下图这只雀尾螳螂虾正在检查腹部满满的粉红色的卵。

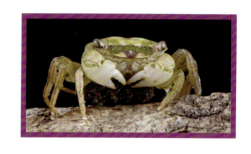

## 黏液胶水

很多蜗牛用胶状黏液把卵统统粘在物体的表面。当雌性福寿螺打算将卵粘在某个地方时，通常会释放大量的黏液。这些黏液同时也会减缓氧气通过卵进入胚胎内部的速度。由于供氧不足，胚胎生长缓慢，直到旱季过后，卵才开始孵化。

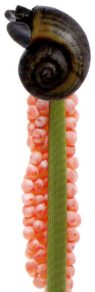

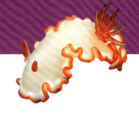

## 卵带

海蛞蝓（右图）会将色彩鲜艳的卵成群地粘在一起，形状看起来就像丝带。右图中黄色的部分是海蛞蝓的卵带。最右图中橙色的部分是卵带。

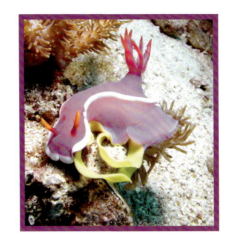

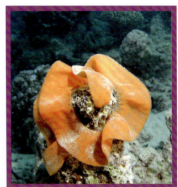

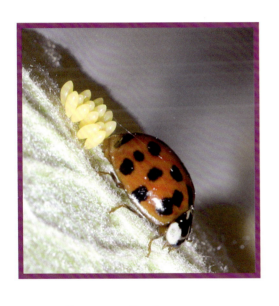

## 伪装服

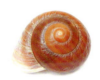

有一种被称为月亮蜗牛的玉螺科软体动物，它们会用大量黏液把卵粘在一起，然后在卵带的表面粘一层沙子，好似为卵带披上了一件伪装服。

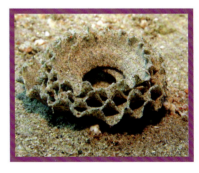

## 正确的地方，恰当的时间

很多雌性昆虫会把卵产在植物上，这样一来幼体孵化后就有食物了。如上图这只正在产卵的瓢虫（植食性瓢虫），它正把黄色的卵一颗颗粘在叶子的背面。右图是蜡绿色的卵，它们也被粘在叶子上了。

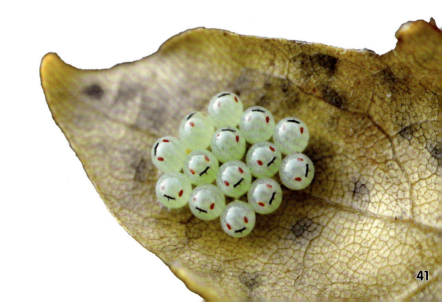

# 古怪的黏液

## 被污染的黏液

蚯蚓的黏液能够吸收土壤中的有毒金属。这些金属一旦进入蚯蚓体内就会导致蚯蚓死亡。还好这些金属只会留在蚯蚓的黏液中。

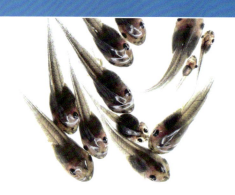

## 流动的胶水

刚孵化出来的小鱼和蝌蚪头部会分泌有黏性的胶水,帮助它们待在水面附近吃东西。

## 海洋污染

海洋的表面有时会覆盖一层像鼻涕似的黏液层。科学家还不能解释黏液层时常出现的原因。这可能与某些海洋浮游生物在海水变暖或酸化时承受的压力有关。

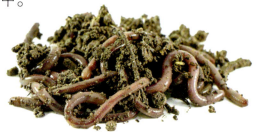

## 不喝奶昔?

对于一些人来说,乳制品会导致喉咙产生大量的黏液。歌手和演说家在表演前通常会避免食用这些食物,这样他们的声带上就不会有黏液了。

## 鲨鱼的鼻涕

有些鲨鱼利用它们头部的鼻涕状胶体,将猎物流血后发出的电信号传送给大脑。

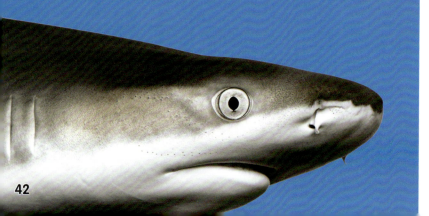

## 黏液管

雌乌贼把卵产在黏液囊中,黏液囊看起来就像一根根大管子。潜水员最近发现了一个宽度超过3.66米的巨型乌贼黏液管!

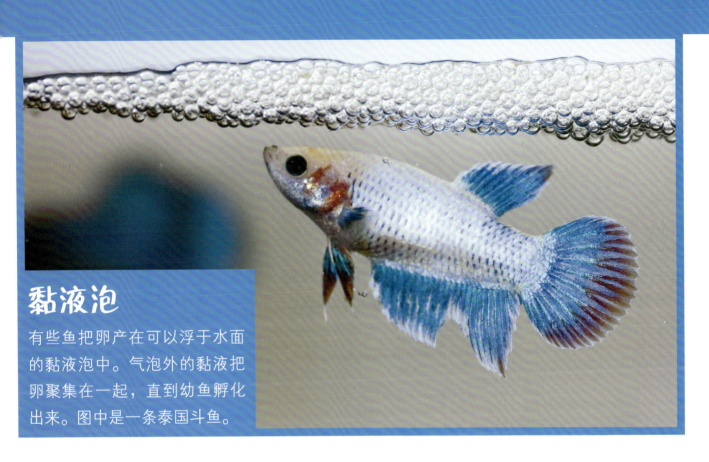

## 黏液泡

有些鱼把卵产在可以浮于水面的黏液泡中。气泡外的黏液把卵聚集在一起,直到幼鱼孵化出来。图中是一条泰国斗鱼。

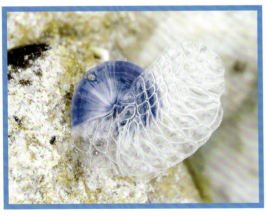

## 黏液泡沫

一些紫螺(左图)会制造成串的黏液泡沫来保护它们的卵。这些紫螺的亲戚(右下图)则用黏液泡沫制作筏子,在海面倒着做冲浪运动。

## 健康的黏液

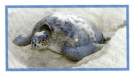

海龟将黏液和沙子盖在它们的卵上。黏液既可以保持卵的湿润,也可以保护卵免受细菌和真菌的侵害。

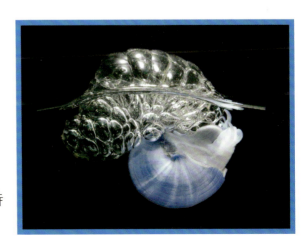

# 101种唾液

我们可能认为唾液很恶心，但是大多数动物包括人类，没有唾液就无法生存。唾液帮助我们品尝和吞咽食物，它还能帮助我们分解一些食物，从而使我们能更快地从食物中获取能量。当然，唾液还能发挥一些不可思议的作用。

## 从何而来？

唾液由唾液腺中特殊的细胞产生。人类有三对大的唾液腺，分别位于头部两侧，包括腮腺、下颌下腺和舌下腺，腮腺在耳朵下面，另外两对在嘴的后面。

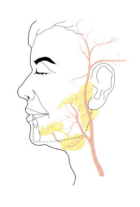

## 很酷的形状

唾液腺的形状并不相同。跳蚤、苍蝇、蝴蝶、蛾子及其他昆虫的唾液腺呈管状，可以制造丝状物。

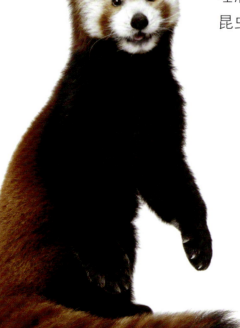

## 有些动物需要更多唾液！

动物唾液腺的数量和形状取决于它们吃什么和如何使用唾液。小熊猫和一些食草动物的唾液腺特别发达，因为它们需要用大量唾液消化植物。吸食花蜜的蝴蝶也有超大的唾液腺。

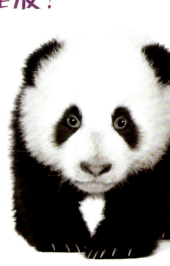

## 鱼类的技巧

七鳃鳗是唯一有唾液腺的鱼类。成年七鳃鳗寄生在其他鱼类身上。它们的牙齿呈圆形排列，能像吸盘一样吸附在其他鱼类的身上。与蜱虫和蚊子一样，七鳃鳗的唾液中也含有阻止宿主血液凝结的化学物质。

## 食用唾液

蚂蚁、胡蜂和一些蜜蜂在幼虫时期拥有超大的唾液腺。这些超大的腺体可以分泌大量唾液。有时多余的唾液会被成年个体食用！

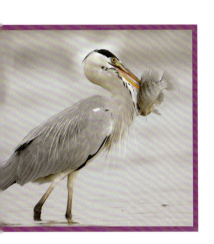

## 很小的唾液腺

吃水生动植物的鸟类，通常拥有较小的唾液腺。

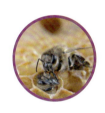

## 浣熊也没有唾液吗？

早期的科学家认为浣熊因为唾液分泌少，所以要利用水洗来帮助进食。但实际上浣熊爱洗东西，是因为手掌皮肤在湿润的情况下，神经的敏感度会显著上升。它们通过清洗知道物体的大小、温度、质感等信息。

## 没有唾液！

有些动物没有唾液腺。鹈鹕可能就是这样的动物，因为它们的喙占据了太多的空间。

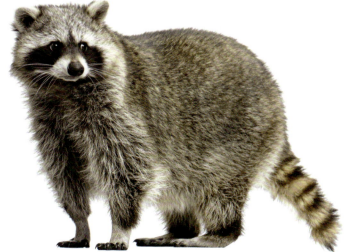

# 唾液里有什么

唾液主要由水组成，其中还含有一些特别重要的成分。唾液中含有水、黏液、盐分、矿物质、蛋白质和其他化学物质。虽然大多数动物都有分泌唾液，但并不是所有唾液的成分都是相同的。

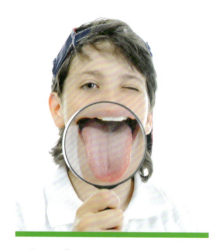

## 顺流而下……

到达动物胃部的食物，必须先通过嘴巴进入口腔，并沿着食道向下移动。唾液有软化食物的功能，因此食物不会卡在食道内或刮伤食道。咀嚼过的食物和唾液混合在一起，形成的团状物被称为食丸。

## 味道测试

当我们咀嚼食物时，唾液与食物混合，使食物变得更薄更湿。当食物变得更薄更湿的时候，气味会分散在我们的味蕾上，这样我们就可以美美地享用食物了。唾液还能帮助一些动物分辨出食物是否有毒。

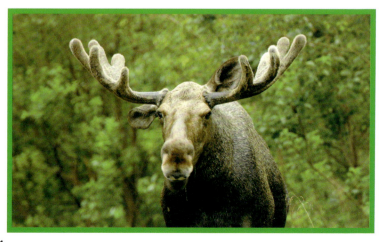

## 酷酷的口水

生物学家在研究驼鹿的唾液时，发现了一种化学物质，这种化学物质可以杀死食物中的真菌。如果它们的唾液没有杀菌功能，真菌就有可能导致驼鹿死亡。

# 再见，细菌

唾液中的一些蛋白质可以吸附细菌，把它们从牙齿上拽下来，然后吞咽下去。唾液中含有与眼泪成分相同的抗生素。唾液中还含有矿物质，可以修复细菌造成的损伤。

唾液中的抗生素，能在动物舔舐它们的伤口或蚂蚁舔舐它们的卵时，起到防止细菌感染的作用。

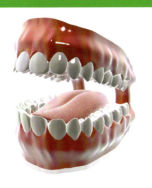

# 口腔里的真菌

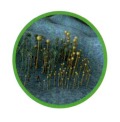

动物的口腔很为真菌提供了舒适的生长环境，那里既黑暗又湿润，就像温床一样。幸好唾液中含有能杀菌的化学物质。

# 微笑！

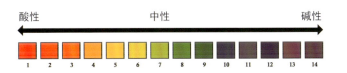

唾液还可以用另外一种方式保护我们的牙齿。如果我们吃的或喝的东西中含有太多酸性物质，我们的大脑会迅速告诉身体，需要提高唾液的pH值。有时，当我们想到柠檬或牛奶时，唾液的pH值也会发生变化！对于那些不能刷牙、不能去看牙医的野生动物来说，唾液显然更加重要。

# 咸味唾液

有些人唾液中的含盐量比其他人高。这一事实解释了为什么同样的食物不同的人吃起来会别有一番风味。

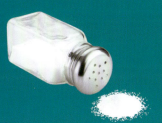

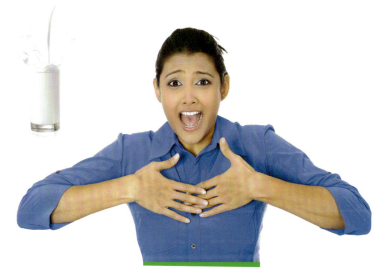

# 说出来，不要喷出来

对着镜子大声唱你最喜欢的歌。注意你的舌头在吐字时是如何移动的。如果没有唾液，你将很难唱歌或说话！

47

# 唾液里有什么

唾液中基本都含有一种特殊的蛋白质——酶，它的作用是分解食物。并不是所有消化酶都有相同的作用，不同的消化酶分解的食物种类也是不同的。

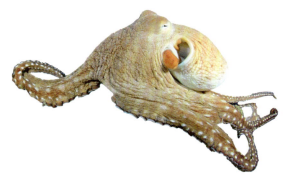

## 消化这些！

※ 章鱼、柔鱼和乌贼利用唾液中含有的几丁质酶分解猎物的几丁质外骨骼。

※ 切叶蚁利用唾液中的几丁质酶分解真菌的几丁质细胞壁。

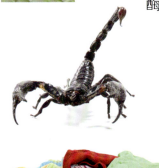

※ 一些蝙蝠利用唾液中的脂肪酶，从昆虫等猎物的脂肪中快速获取能量。

※ 有些蝴蝶的唾液中含有一种特殊的酶，可以分解花蜜。

※ 蝎子向猎物吐口水，以便进食之前先利用唾液中的酶分解食物。

※ 人类唾液中的淀粉酶能帮助我们消化口腔中的糖，这样就能快速地获得能量了。很多食草动物和杂食性动物的唾液中也含有淀粉酶。

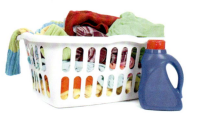

※ 很多洗衣皂中会加入消化酶用于清除食物污渍。

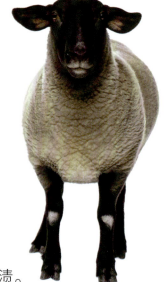

## 改变时间

随着年龄的增长,我们分泌的唾液量会越来越少。当我们感到紧张、寒冷时,或者准备吃一些味道不好的食物时,我们的唾液分泌量都会变少。唾液的减少从某个方面看也是在保护我们,使我们难以吞咽那些可能会导致生病的食物。若没有足够的唾液帮助我们吞咽食物,我们就会感觉恶心或想要呕吐。

电视节目里的人怎么会吃那么多让人恶心的东西,比如昆虫或蠕虫?因为他们训练自己相信那些恶心的东西是美味的,这样一来他们的唾液腺就会不断地分泌唾液。

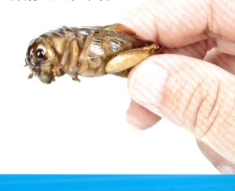

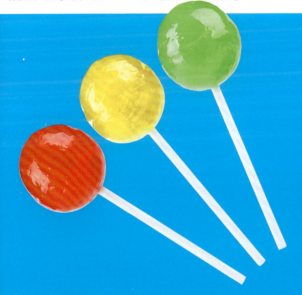

## 甜蜜的实验

用3分钟的时间吮吸棒棒糖,尽可能多地吮吸,然后把棒棒糖放回包装袋里。3小时后打开包装,你会发现唾液中的淀粉酶一直在努力分解棒棒糖中的糖分,使它变得黏糊糊。

## 你想要更多实验吗?

买3根完全一样的棒棒糖。拿出第一根吮吸3分钟。把第二根放在一碗清水里浸泡3分钟。把第三根的包装打开,静置3分钟。3分钟后,分散着将棒棒糖放入包装袋中。3小时后检查棒棒糖。它们为什么变得不一样了?为什么水对于这个实验有很好的控制作用?为什么你需要控制好时间?

# 大量的唾液

人或者其他动物在饥饿或闻到食物气味时都会分泌很多唾液。甚至当我们想到食物时,就开始分泌唾液了。我们在呕吐前常常也会分泌一些唾液,医生认为这些唾液可以保护我们的牙齿免受呕吐物中胃酸的伤害。

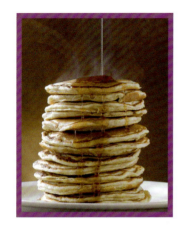

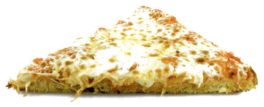

## 越多越快乐

人们每天会制造4~8杯唾液。当我们吃酸的或辣的东西时,我们分泌的唾液量会比平时更多。

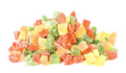

## 饿了还是生病了?

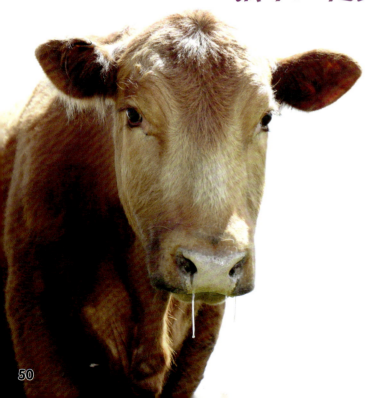

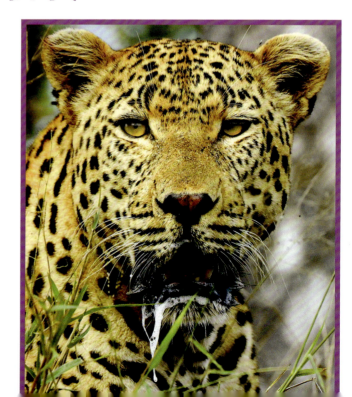

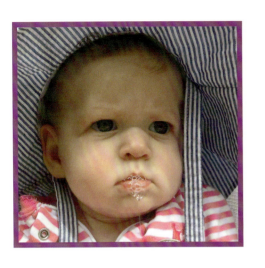

## 流口水

大多数婴儿都会经历流口水的阶段。新生儿没有强壮的颈部肌肉,嘴巴张得太大,就会流口水。你需要强壮的颈部肌肉和紧闭的嘴,才能使吞咽恢复正常。不相信是吗?假装你是一个不能吞咽口水的婴儿,张开嘴不让口水流下来,你能坚持多久?

## 爱流口水的狗

那些嘴部皮肤松弛的狗比其他种类的狗更爱流口水。除此之外,狗在生病时也会流口水,这时候就要请兽医来看看了。

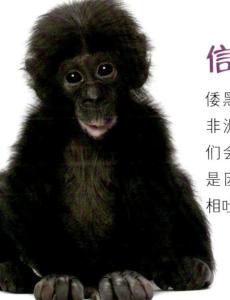

## 信息量很大

倭黑猩猩是一种生活在非洲的灵长类动物,它们会分泌很多唾液,那是因为它们打架后会互相吐唾沫。

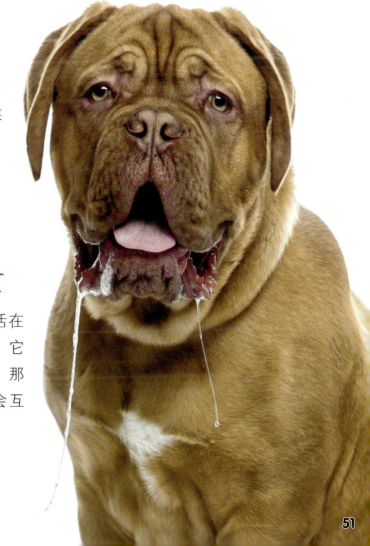

# 黏糊糊的唾液

那些食物种类单一的动物，它们的唾液通常更黏稠或水分更多，这样能帮助它们更好地吞咽食物。这些黏糊糊的唾液还有很多其他的用途。

### 唾液种子球

很多食种子的鸟类在吃种子前会用黏糊糊的唾液把种子团成一个球。

### 旅行的蚂蚁卵

蚂蚁把黏糊糊的唾液盖在它们的卵上，唾液可以把这些卵粘在一起，这样更方便随身携带。

### 正餐时间到！

以白蚁和蚂蚁等群居昆虫为食的动物，往往会分泌大量的黏性唾液。它们又长又细的舌头上沾满了这种唾液，这样它们就可以一口气吃掉很多昆虫了。这类拥有长舌头且舌头上布满黏液的动物，包括食蚁兽、穿山甲、犰狳和绿啄木鸟等。

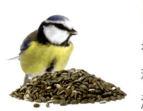
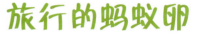
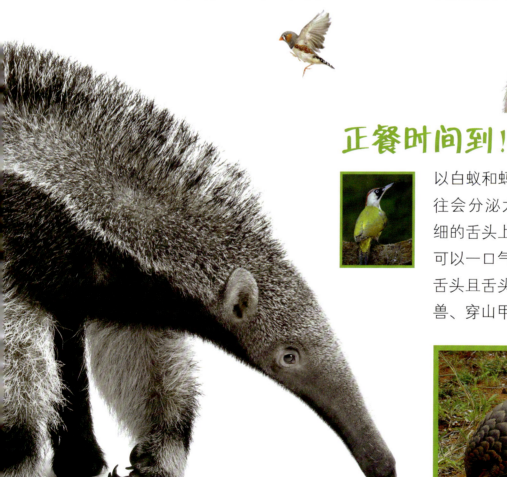
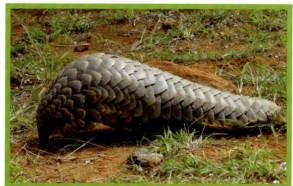

## 食物储存库

灰噪鸦会在小块食物上涂满黏黏的唾液，然后将食物"粘"在隐蔽的地方储藏起来。唾液变硬后可以保护食物免受细菌和真菌的污染。在寒冷的冬季，很难找到种子和昆虫，灰噪鸦就会吃掉这些储藏起来的食物。

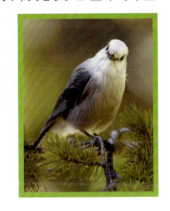

## 唾液团

一些花鼠用唾液帮助它们储存食物。它们先要去掉种子的外壳，然后把种子和唾液混合在一起并滚成一个球。花鼠不会刻意藏起唾液团，因为其他动物并不知道那里面有食物。

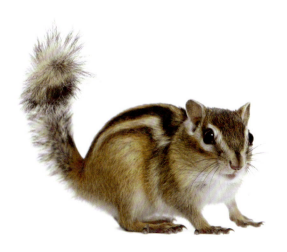

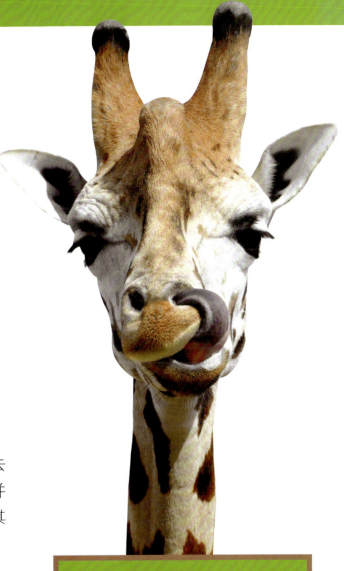

## 防止被刺划伤

长颈鹿在吞下食物之前，会用黏黏的唾液把食物卷成一个球。它们的唾液还能保护口腔和食道不被植物上的尖刺划伤。这些唾液也可以用于清洁它们的鼻子。

# 唾液清洁

动物为什么要保持干净，原因有很多种。其中之一是脏兮兮的皮毛、羽毛、鳞片和皮肤都可能导致动物生病。动物的唾液中含有能够杀菌的化学物质，对于动物来说，这些唾液相当于特殊的肥皂。

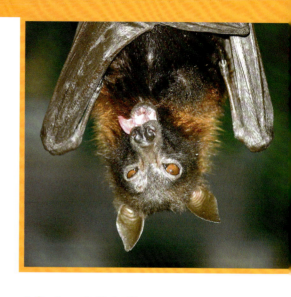

## 洗脚

一些野兔喜欢用舌头舔舐它们的脚趾，然后再用被舔过的脚趾清洁那些舌头够不到的地方。

## 蝙蝠洗澡

蝙蝠也用舌头洗澡。为了能够清洁耳朵和其他舌头够不到的地方，蝙蝠会先舔舐它们的翼指，然后再用翼指清洁这些部位。

## 油性唾液

一些昆虫会使用油性唾液打扮自己，这可能有助于增加它们外骨骼的防水性。

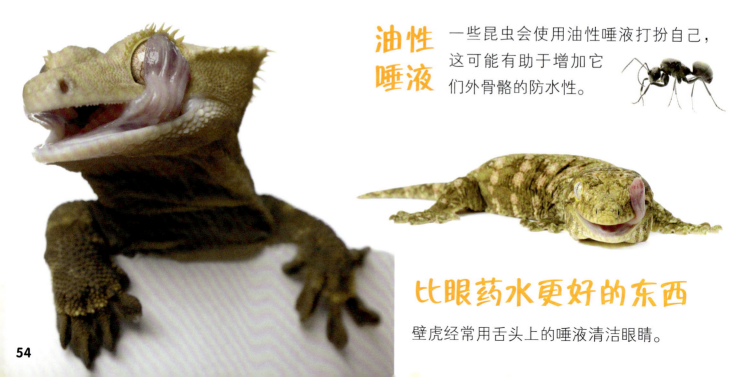

## 比眼药水更好的东西

壁虎经常用舌头上的唾液清洁眼睛。

# 唾液降温

当唾液从动物的皮毛中蒸发出来时,会让动物感觉凉爽。对于大多数动物来说,保持凉爽是非常重要的事,尤其像狗这种汗腺不发达的动物,更需要借助唾液的蒸发来降温。

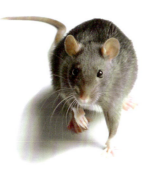

## 唾液避暑

当温度过高时,苏卡达象龟就会分泌比以往更多的唾液,并将其涂抹在前肢上。这样是不是很凉爽?

## 很棒的实验

在生物学家测量老鼠唾液分泌量的实验中,他们发现当把温度从24℃提高到40℃时,老鼠的唾液分泌量会增加10倍,它们会花更多的时间分泌更多的唾液,然后频繁地清洗身体,让体温降下来。

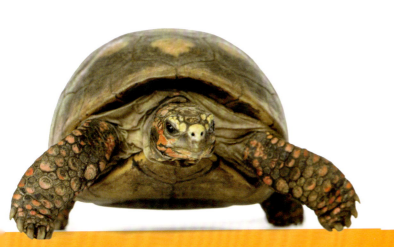

## 唾液的传播

袋鼠通过将唾液涂在前肢上解暑降温,以免受到高温的伤害。在被袋鼠唾液覆盖的区域分布着很多分支静脉。生物学家认为,唾液的蒸发可以帮助袋鼠降低血液温度,袋鼠妈妈还会把唾液涂在幼崽儿的身上。

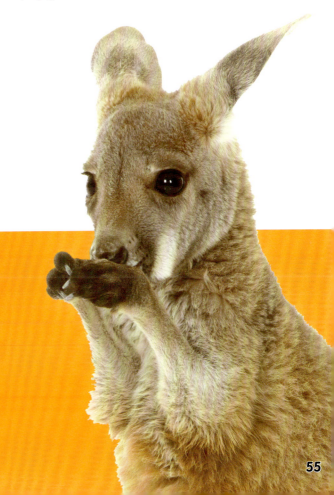

# 用唾液说话

你能想象你的朋友或父母用唾液而不是语言来和你交流吗？这听起来很疯狂，可是并不是不可能。很多动物都利用唾液中的信息素与同伴交流。

### 你真可爱

雌性动物如果蝇、野猪和家猪都通过唾液释放化学物质，用来告诉雄性它们已经准备好交配了。

雄性蝎子拥有很大的唾液腺，它们会用唾液喂食配偶。

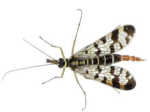

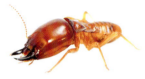

### 你是谁？

兵蚁和工蚁的唾液中含有不同的信息素。

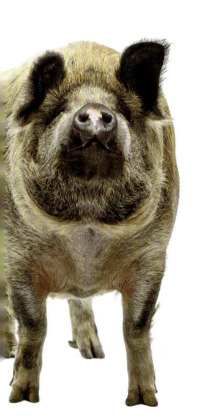

### 刻舟求剑

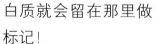

幼年的哺乳动物如何知道哪个奶头是自己的？它们吸完奶时，唾液中的蛋白质就会留在那里做标记！

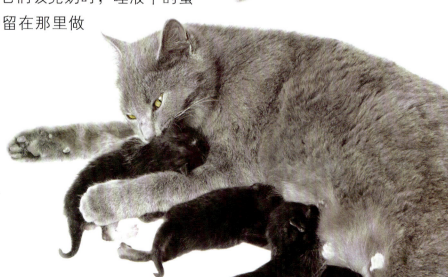

## 谁需要定位系统？

蟑螂、白蚁和一些蜜蜂会在食物上留下唾液，以便其他同类找到食物。蟑螂还会在唾液中使用化学报警物质来警告其他蟑螂这里有危险。

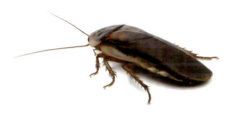

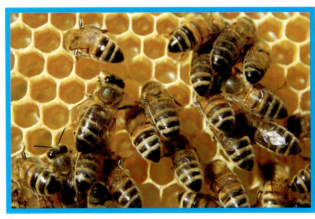

## 喂我们吧！

蜜蜂的幼虫通过唾液中的信息素告诉工蜂，它们该吃饭了。

## 再来一次！

猫、狗和很多其他动物都用唾液识别它们的幼崽儿。当父母用舌头为幼崽儿清洗身体时，唾液中的蛋白质就会留在幼崽儿的皮毛中。

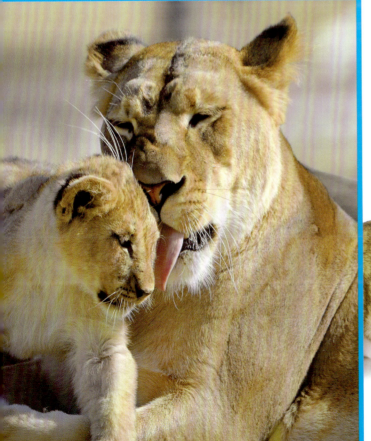

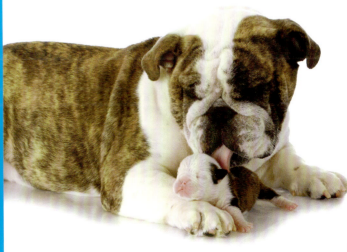

# 用唾液防御

一些动物为了保护自己,用它们的唾液将毒素涂在身体各处。还有些动物,利用它们的唾液向捕食者发送虚假信息,例如负鼠。

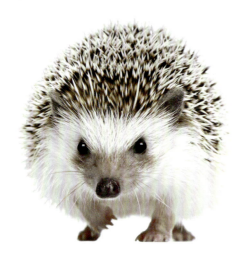

## 有毒的唾液

有比用上千根刺自卫还好的防御手段吗?你觉得用几千根布满毒唾液的刺防御如何?

刺猬会咀嚼有毒的蟾蜍、植物或其他食物,然后用爪子将嘴巴里产生的有毒唾液涂抹在尖刺上。

动物园管理员还看到当刺猬嗅到陌生气味时,会用有毒的唾液把自己包裹起来。生物学家曾见过幼年的刺猬在离开巢穴时,也会用唾液把自己包裹起来。

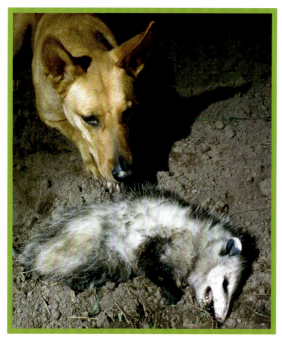

## 装死

当负鼠感到危险时,会侧面翻倒并流出口水,让捕食者以为它们已经死了。有时它们还会排出粪便。负鼠装死的时间短则几分钟,长则几小时。

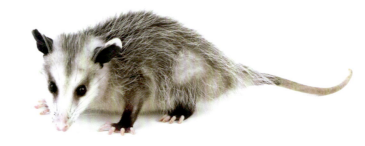

## 蜂猴的唾液

蜂猴又叫懒猴，是一种栖息在中国部分地区以及东南亚雨林中的濒危灵长类动物，它们是树栖动物。生物学家猜测，它们可能会像其他夜行性灵长类动物那样用气味交流。

当蜂猴感受到压力时，会用肘部的腺体摩擦头部和颈部，产生一种有臭味的毒液。蜂猴妈妈外出觅食时，会将这种毒液涂抹在幼崽儿身上。小蜂猴在6周大的时候就开始自己制造毒液了。蜂猴有时会吮吸肘部的毒液，将其与唾液混合在一起。

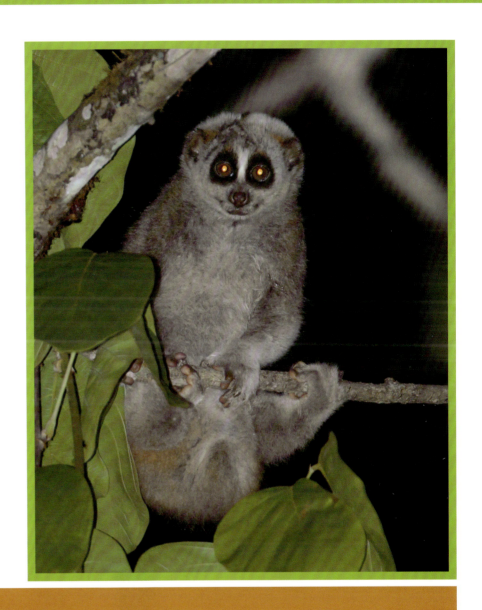

## 为什么？

科学家对蜂猴肘部的毒液非常好奇。这些毒液仅仅用于向同类发送警戒信息或标记领地吗？还是用于驱赶体表寄生虫或捕食者？如果一只蜂猴咬伤了其他动物，而它的唾液中正好含有毒素，这样是否能说明蜂猴是唯一有毒的灵长类动物？虽然疑问很多，但有一件事是可以肯定的，那就是如果你对猫过敏，你应该远离蜂猴的唾液，因为蜂猴的毒素与引起人对猫过敏的蛋白质是相似的。

# 有毒的唾液

爬行动物的毒液实际上就是唾液的一种特殊形式。如果你观察过爬行动物的骨骼，你会发现它们的头骨中有很大的空间是存放毒液腺用的。这些毒液腺类似于我们分泌唾液的唾液腺。

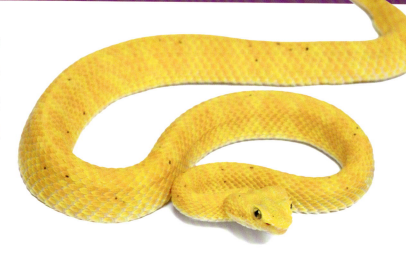

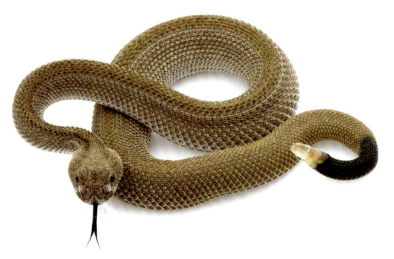

## 科学课

还记得我们学习过保护细胞的细胞膜吗？蛇毒中的酶能破坏猎物的细胞膜。如果动物的红细胞破裂，就会造成内出血。上图是分布在墨西哥、南美洲和中美洲的棕榈蝮蛇。

## 消化酶

和其他动物的唾液一样，蛇的唾液中也含有能消化食物的酶。蛇可以吞食活体猎物，因为它们唾液中消化酶的作用非常强大。在食物到达胃之前，消化酶会先消化掉食物中的蛋白质。响尾蛇的唾液中含有大量可以消化肌肉的酶。当毒液进入猎物体内时，这些酶会让心肌这样的肌肉停止工作。

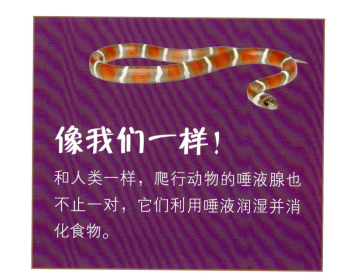

### 像我们一样！

和人类一样，爬行动物的唾液腺也不止一对，它们利用唾液润湿并消化食物。

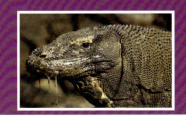

## 流口水的蜥蜴

科莫多巨蜥唾液中所含的超强毒素会降低猎物的血压,导致它们休克。为什么科莫多巨蜥需要如此强的毒液来杀死猎物呢?因为它们的猎物通常体积比较大,比如水牛、鹿和其他巨蜥。

墨西哥毒蜥(右图)、鬃狮蜥、鬣蜥和其他巨蜥的唾液中也含有毒素。

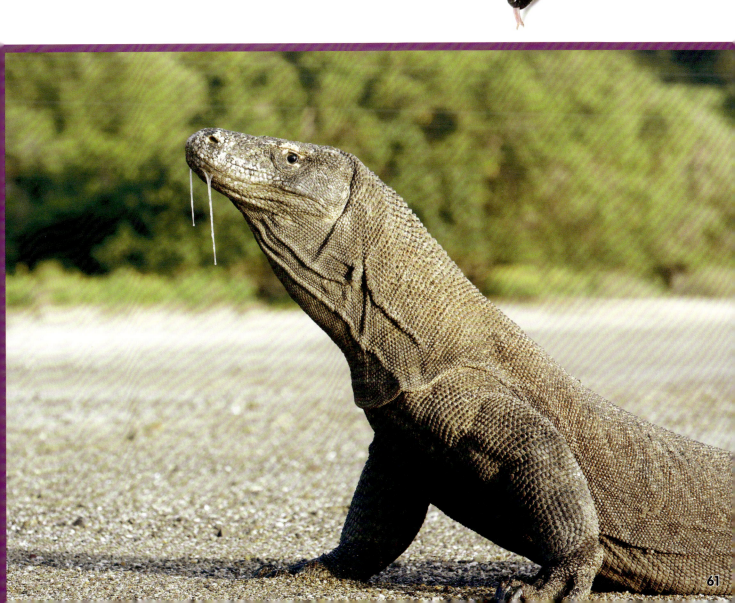

# 有毒的唾液

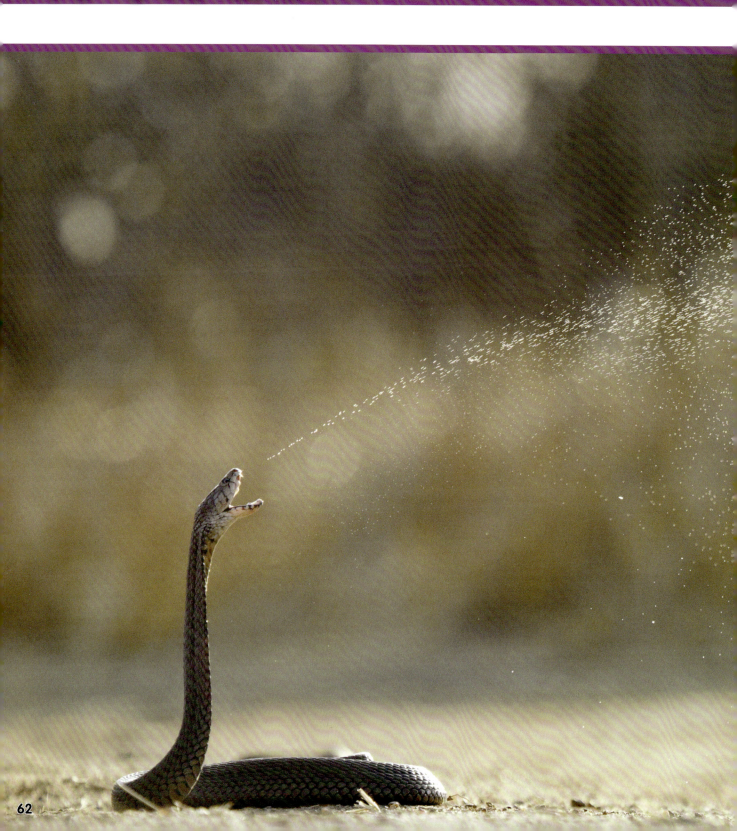

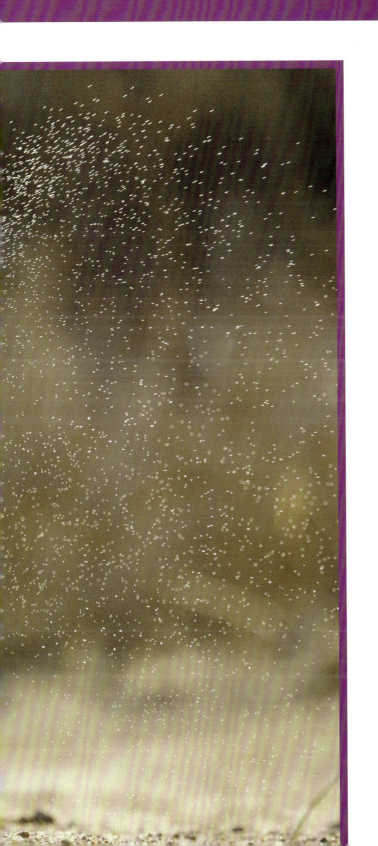

## 喷射毒液

喷毒眼镜蛇嘴里吐出的并不是真正的唾液,而是毒液,它们依靠挤压毒液腺周围的肌肉,从毒牙中喷射出毒液。生物学家认为,喷毒眼镜蛇使用毒液喷雾主要是用来保护自己免受大型动物的踩踏。

喷毒眼镜蛇能喷出高达1.8米的毒液,而且它们瞄得很准。毒液几乎能准确地喷射到动物的眼睛里,引起短期或永久性失明。

喷毒眼镜蛇主要分布于东南亚和非洲地区。

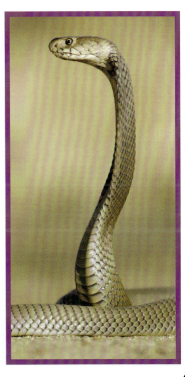

# 有毒的唾液

## 强大的毒液，弱小的尖牙

珊瑚蛇是毒性最强的蛇类之一。幸好珊瑚蛇的毒牙很小，不会一下子咬穿人的皮肤。右图是一条来自亚马孙河的珊瑚蛇。

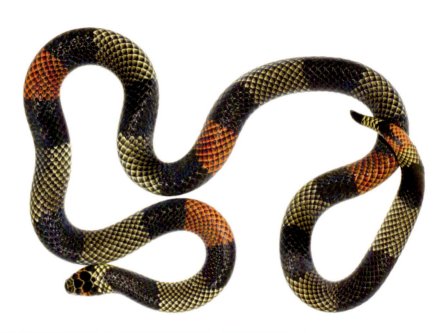

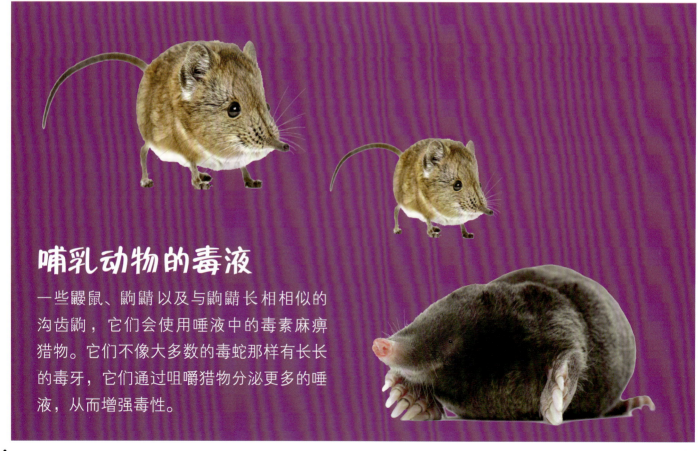

## 哺乳动物的毒液

一些鼹鼠、鼩鼱以及与鼩鼱长相相似的沟齿鼩，它们会使用唾液中的毒素麻痹猎物。它们不像大多数的毒蛇那样有长长的毒牙，它们通过咀嚼猎物分泌更多的唾液，从而增强毒性。

## 清理僵尸房的唾液

雌性扁头泥蜂用刺激性的毒液麻痹蟑螂,然后把卵产在蟑螂的体内。毒液把蟑螂变成了一具行尸走肉,蟑螂也因此成为了泥蜂幼虫的庇护所和食物。泥蜂幼虫用唾液清洁蟑螂的内壳,顺便一提,它们的唾液中含有能杀菌的化学物质。听起来可笑吗?如果你住在蟑螂的壳里,你也需要把家打扫得很干净吧。

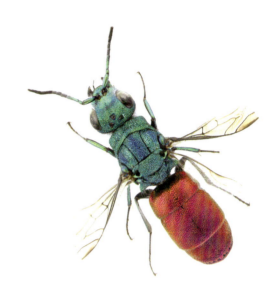

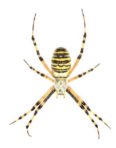

## 咬人的蜘蛛

地球上生活着30000多种蜘蛛,它们中的大多数唾液都有毒。幸运的是,人类不是蜘蛛的猎物——蜘蛛只有在受到威胁时才会咬人。

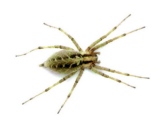

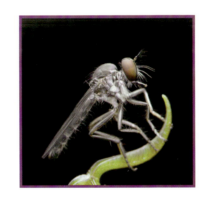

## 飞虫身上的唾液

盗虻利用有毒的唾液麻痹飞行中的昆虫。它们的唾液中还含有消化酶,能将猎物分解成液体,以便吸食。

## 流浪蜘蛛

巴西的流浪蜘蛛是世界上毒性最强的蜘蛛之一。这些蜘蛛能使人患病。它们的毒液会促使被咬者产生大量的唾液和分泌物。

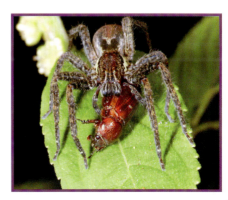

# 水下唾液

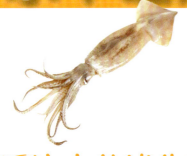

和陆生动物一样,很多水下动物也演化出各种适应捕食和自卫的唾液类型。

## 唾液中的消化酶

乌贼、柔鱼和章鱼利用唾液中的消化酶捕捉猎物。这些酶可以麻痹猎物,使猎物的肌肉松弛,从而更容易破坏它们的外骨骼或外壳。

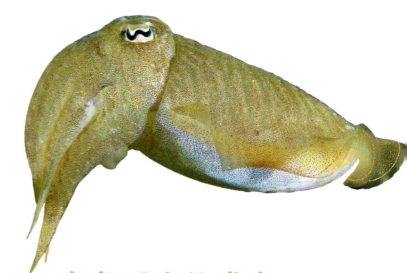

## 章鱼唾液的成分

1906年,两位生物学家决定做一个实验——将章鱼的唾液煮沸10分钟。为什么会想到煮章鱼的唾液呢?因为章鱼最喜欢吃的食物是螃蟹,他们想要了解唾液中的哪种成分可以使螃蟹瘫痪或死亡。当煮沸的唾液冷却之后,他们将其注入螃蟹体内,结果什么也没发生。原因是高温让蛋白质分子变性、失去活性。这项实验让生物学家相信章鱼的毒液是一种蛋白质。

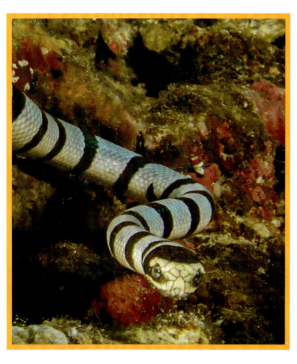

## 海蛇的唾液

和眼镜蛇家族的其他成员一样,海蛇的唾液腺也能分泌毒性很强的毒液。

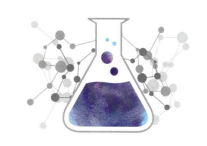

## 致命的唾液

分布于澳大利亚、亚洲和印度尼西亚的蓝环章鱼是世界上最毒的动物之一。你可能会认为它们的毒性只不过是其他章鱼毒性的升级版罢了。但事实上,蓝环章鱼的毒液中最厉害的部分是来自它们唾液腺中的细菌。

### 有毒的章鱼

蓝环章鱼将能产生毒素的细菌传给下一代。即使是正在发育的胚胎也具有毒性!

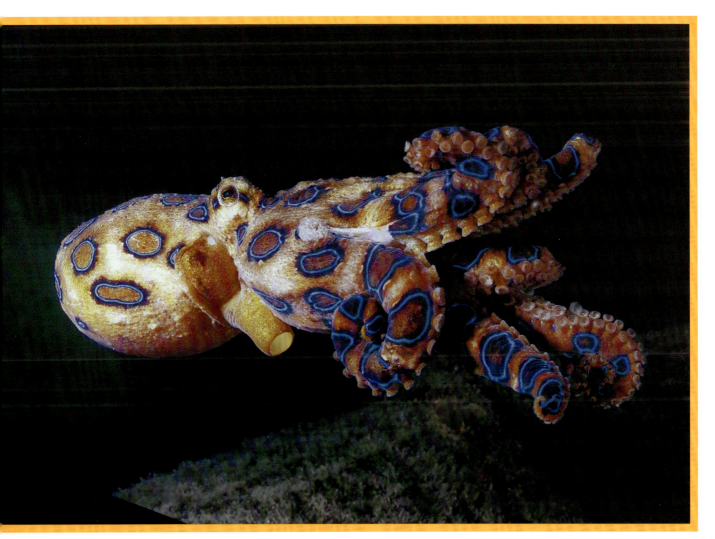

# 唾液建造的巢穴

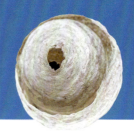

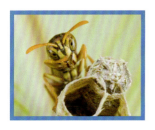

你的唾液足够建造一座城堡吗?或者是一个可以容纳几百万只白蚁的蚁穴,抑或是可以容纳一窝鸟蛋的巢?答案是否定的。但有些动物却可以把唾液当作建造房屋的工具。

## 唾液水泥

造纸胡蜂从枯木和植物的茎中收集纤维,然后将其与唾液混合,用于建造巢穴。巢的形状和大小取决于物种的体形以及其生活的地区。这些巢既结实又防水。

## 多泥的唾液

白蚁用泥土、唾液、粪便和呕吐物建造它们的家(称为蚁丘)。这种建筑使用的混合物叫作白蚁泥浆。

一些地区的蚁丘可能比校车还要高。在非洲生活的细尾獴、羚羊和猎豹等动物,都会站在高高的蚁丘上寻找远处的猎物或观察捕食者。在澳大利亚,爬行动物、鸟类和小型有袋类动物还会将这些蚁丘作为自己的巢穴。

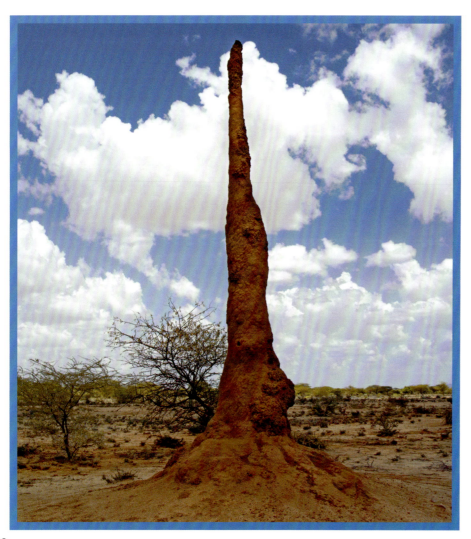

## 雨燕的唾液

家燕和雨燕喜欢用黏糊糊的唾液把小树枝粘在一起筑成巢。金丝燕是雨燕的一种，它们建造燕窝的材料全部来源于唾液！待唾液风干、燕窝变得足够结实就可安家落户了。这些雨燕有一对特殊的唾液腺，可以帮助它们分泌大量黏稠的唾液。

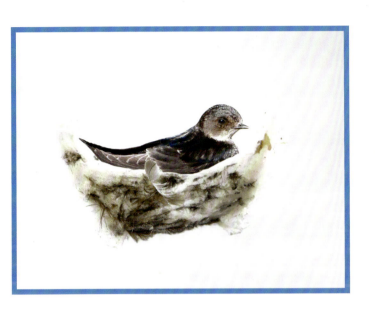

## 浓汤时间？

几百年来，人们一直有食用燕窝汤的习惯。曾经有一段时间，生物学家担心从野外采集这么多燕窝会导致雨燕灭绝。近年来，一些商人利用高大的建筑诱导雨燕筑巢，然后售卖燕窝。餐馆每年购买的燕窝总量超过两亿吨。

你能想象吃燕窝汤是什么感觉吗？燕窝吃起来很有嚼头，厨师通常在烹饪时会添加一些糖或鸡肉来增加它的营养。如果它不好吃，为什么还会有人那么喜欢吃呢？因为他们坚信燕窝汤是滋补佳品。

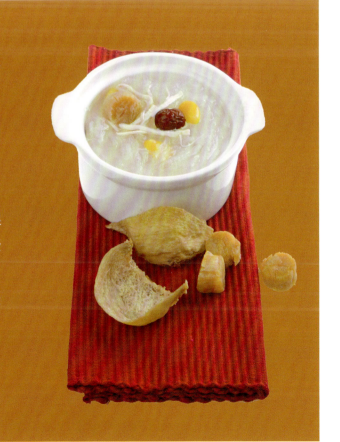

# 吐口水的动物

当人们发现某样东西不好吃或某些人不懂礼貌时,他们就会习惯性地"呸呸呸"吐口水。某些动物也会吐口水:因为它们想要捕捉猎物或躲避捕食者的追击。

## 快点逃跑

是否需要通过快速移动来摆脱捕食者或者捕获猎物?如果你是一只水黾就不用担心,跳进附近的水里就行。水面张力的改变,可以加快水黾移动的速度。

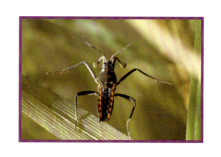

## 吐口水

海象在潮湿的海滩上吐着水柱。水柱冲刷泥沙的同时,海象会趁机找一些它们喜欢吃的蛤蜊。

## 准备,瞄准,射击!

有些种类的射水鱼可以在不离开水面的情况下,猎取陆地上的猎物。当它们看到附近的树枝上有昆虫时,就会从嘴里射出一股水流,水流的强度足以把树枝上的昆虫击落到水中,昆虫很快就变成了它们的美味佳肴。

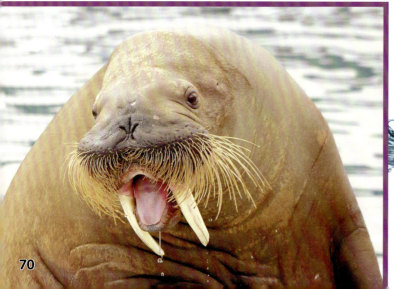

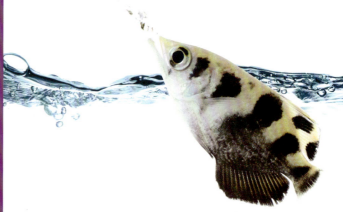

## 吐口水能手

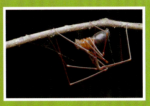

猎蝽能吐出比自己身体长10倍的唾液。这些让人感到不舒服的唾液，主要用于自卫而并非捕食。它们可以在一秒钟之内喷射5次唾液！你一秒钟能吐几次口水呢？

## 唾液线

当你可以向猎物喷射黏液线时，为什么还要浪费体力去追捕它们？一些会吐唾沫的蜘蛛就是用这种方式捕食的。这些黏稠的线来自它们的唾液腺。它们的唾液中也含有毒液。

## 用胃吐唾沫的动物

骆驼和羊驼把胃酸和唾液混合在一起，向其他动物和人喷射这种既臭又充满很多泡沫的混合物。这种酸性的唾液闻起来很恶心，可以起到警告的作用。

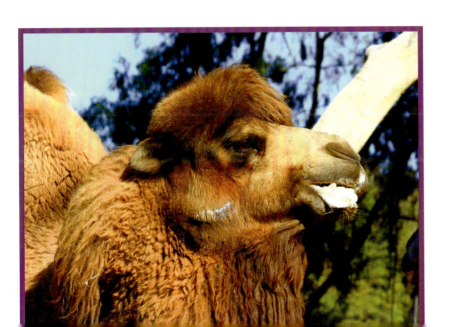

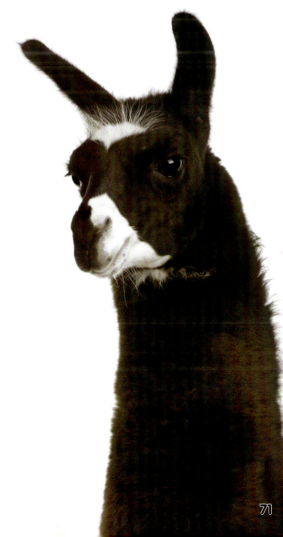

# 帮助吸血的唾液

以其他动物血液为食的动物，唾液中通常含有特殊的化学物质，使它们可以获取更多的血液。这些化学物质以不同的方式帮助动物吸血。

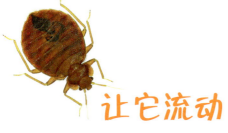

## 让它流动

当吸血动物咬住猎物时，唾液中的化学物质会使血管松弛。松弛的血管会变宽，使血流量变大，这样有利于吸血动物获得更多的食物。

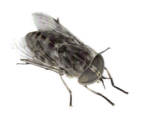 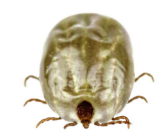

## 唾液麻药

吸血动物，如蜱虫、虻和跳蚤，它们的唾液中含有具麻痹作用的化学物质，可以使被叮咬的动物感觉不到疼痛。这些化学物质还能阻止肿胀，因为肿胀会减缓血液流动。

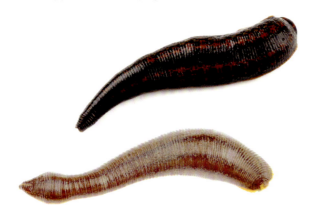

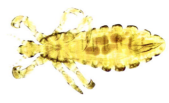

## 捉迷藏

水蛭以及其他吸血寄生虫的唾液均含有一种化学物质，这种化学物质就像一件巨大的隐形斗篷把它们藏了起来。如果叮咬者体内没有这种化学物质，宿主的免疫系统就会发现并攻击它们。

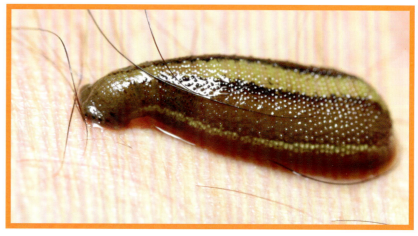

## 吸血鬼？

很多人认为所有的蝙蝠都以吸血为生。然而只有少数人知道真相。吸血蝙蝠以血为食，但它们不吸血。相反，它们会用牙齿咬破猎物的皮肤，再用舌头舔食伤口上的血液，就像家里的猫舔食牛奶一样。吸血蝙蝠在饱餐一整晚后，会回到栖息地，与那些没有吃饭的蝙蝠分享血液。

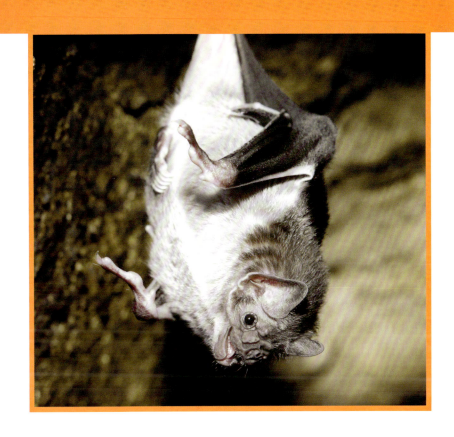

## 哎哟！

你曾经被虫子咬过吗？肿胀和瘙痒是身体免疫系统对抗外来有毒唾液产生的反应。

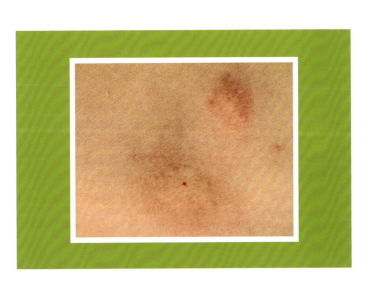

## 针一样的吸管

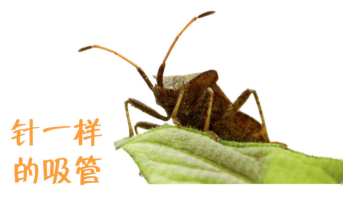

为了吸植物的汁液，蝽会将尖尖的口器插进植物里，然后用唾液在周围做一个容器来保护口器。这种像外壳一样的容器叫作鞘。蝽在吃东西的时候会释放含水量高的唾液，用于削弱植物的化学防御。蚜虫也可以在口器周围制造唾液鞘。

# 疾病与唾液

许多病原体存在于动物的唾液腺中。因为这些腺体及其产生的唾液与很多疾病息息相关,医生花了大量时间研究它们。

## 致命的唾液

大多数得疟疾的人是被按蚊叮咬所致,按蚊将被感染的血液从一个人传播到另一个人。导致疟疾的疟原虫存活在按蚊体内,按蚊在叮咬时通过唾液将疟原虫传入人体。疟疾患者通常十分虚弱,因为疟原虫会破坏他们的血细胞。在非洲,每年大约有50万人死于疟疾。上图为进入血细胞的疟原虫。

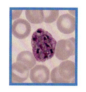

## 昏睡病

锥虫能引起非洲昏睡病,其生命中的部分时间是在舌蝇的唾液腺中度过的,它们会在那里繁殖。非洲昏睡病会引起高烧、皮疹、肌肉疼痛,有时甚至死亡。

## 狂犬病

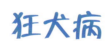

当携带病原体的动物咬伤人或其他动物,其唾液进入被咬者的血液中时,被咬者就会感染狂犬病。病毒通过血液进入大脑,并在那里分裂繁殖。之后,病毒转移到受感染动物的唾液腺和唾液中。患狂犬病的动物会大量流口水,因为它们的身体分泌了太多的黏液。狂犬病只能感染一些哺乳动物,包括狐狸、雪貂、蝙蝠、浣熊、臭鼬、狗、猫和人类。大多数患狂犬病的动物都会死亡。

## 白蛉子的唾液

科学家正在测试一种由白蛉子唾液制成的疫苗，这种疫苗可以预防白蛉子引发的皮肤病。

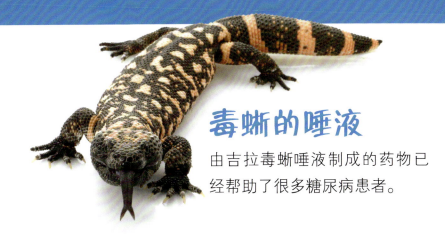

## 毒蜥的唾液

由吉拉毒蜥唾液制成的药物已经帮助了很多糖尿病患者。

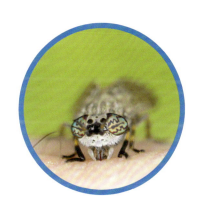

## 吸血鬼制药

科学家正在使用动物血液中的化学物质为中风患者制造药物。蜱虫、蚊子和吸血蝙蝠用于稀释血液的化学物质，可能有助于分解引起中风的血块。

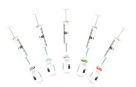

## 再见，不用再流鼻涕了

一种针对猫和狗的新疫苗可能会帮助那些对宠物过敏的人免除痛苦。这些过敏现象通常由宠物舔毛时唾液中的蛋白质引起。疫苗可以改变这些蛋白质。终于不用再打喷嚏了！

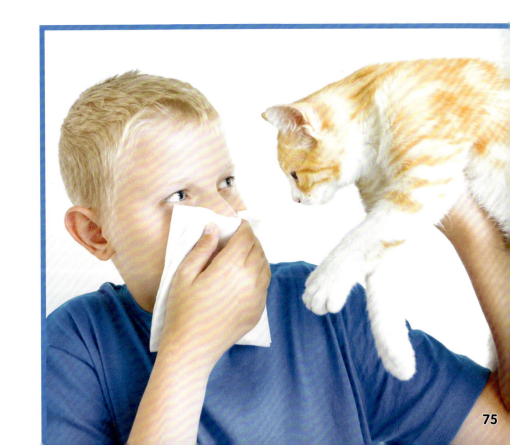

# 古怪的唾液

有些昆虫利用唾液腺造丝。它们只在特定的年龄或阶段吐丝。并非所有昆虫的丝都来自唾液腺,有些来自足部或腹部的丝腺。

## 年轻的工作者

黄猄蚁的幼虫利用唾液腺分泌的丝将树叶粘在一起,筑成巢穴。成虫会将幼虫含在口器里,把它们带到需要吐丝的地方。

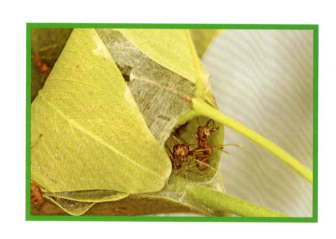

## 唾液茧

蚕蛾或其他蛾子的茧都来源于它们幼虫时期的唾液腺。当它们准备化蛹时,茧可以保护它们免受恶劣天气和捕食者的伤害。

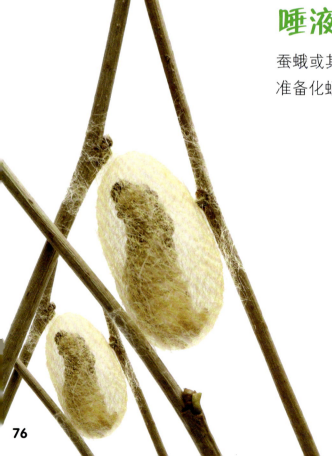

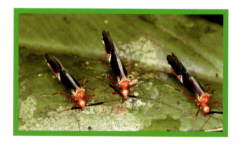

## 唾液被子

书虱的口器两侧有两对唾液腺,一对用来制造唾液,另一对用来造丝。它们将丝做成被子,然后在被子下面生活。

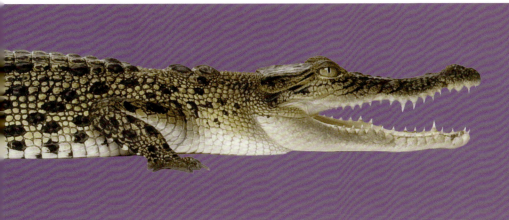

## 咸的唾液

湾鳄（又称咸水鳄）的唾液腺可以帮助它们适应高盐度的水环境。

## 压力测试

科学家测试了动物园里的猴子，它们的唾液中含有一种叫作皮质醇的激素。唾液中的皮质醇含量可以告诉我们每只猴子的压力有多大。科学家也能测试人类唾液中的压力激素。研究中发现，人们在公开演讲后皮质醇水平会明显上升。

## 会发电的唾液

科学家正在利用唾液发电。到目前为止，只能产生大约1微瓦的能量，但这足以使某些类型的燃料电池工作。

## 可以喝的唾液

美国南部和中部的印第安人用唾液制作了一种特殊的玉米饮料，叫作吉开酒。因为唾液淀粉酶有助于分解玉米中的淀粉。

## 生日快乐！

科学家可以通过测试唾液判断一个人的年龄。

# 致谢

以下个人、地方和组织所提供的信息为本书做出了巨大贡献：

D.S. Abi Abdallah, Warren Abrahamson, Karina Acevedo-Whitehouse, William C. Agosta, Salim M. Al-Moghrabi, All about Birds/Cornell University, American Chemical Society, American Museum of Natural History, American Society of Ichthyologists and Herpetologists, Eldesouky Ammar, Roland C. Anderson, Bruno B. Andrade, Kimberly D. Ange-van Heugten, Daniele Anina, Aquarium of the Bay, Wolfgang H. Arnold, AskNature, Australian Musuem, Australian Rivers Institute, Dihego de Oliveira Azevedo, Norazlin A. Aziz, Christopher Bailey, Ian T. Baldwin, Aldina Barral, Manoel Barral-Netto, Cowan Belanger, J. Bereiter-Hahn, David Berkowitz, G.J. Binford, A. Pavinski Bitar, Janine Blackwell, Murry Blum, Clemens Bochnig, Jennifer Bombard, Rohan Booker, David T. Booth, David R. Boulware, Ryan Bradley, Thomas Breithaupt, M. Silva Briano, Edmund D. Brodie, Robert Brockie, B.E. Brown, Grant E. Brown, Jonathan Buckley, J.C. Bythell, Roy Caldwell, E.F. Carr, L. Castillo, Caudata Culture, R. F. Chapman, Ronald Chase, Jittipan Chavadej, Celia Churchill, Ben Collins, Robert Condonn, S.M. Correa, A.M. Costa-Leonardo, B. Coughlin, Dave Cowles, Jonathan Cowles, Centers for Disease Control, Scott F. Cummins, Lynn D. Devenport, Mark S. Davies, T.J. Dawson, Bernard M. Degnan, Juan C. DelÁlamo, F. Posadas DelRio, A.J. DeRuiter, Arne Diercks, Clay Dillow, Dimitri Deheyn, Charles D. Derby, Richard DiRocco, Angela E. Douglas, Lee C. Drickamer, S. Dueñas, Stefan H. Eberhard, Rachel Ehrenberg, A.N. Epstein, European Food Information Council, Maresa Fagan, L. A. Farquharson, Sarah Faz, George A. Feldhamer, Gary Felton, Paul L. Fide, Jr., R. Douglas Fields, E. M. Finn, Denis Finnin, F. Fish, Marcel Florkin, Craig E. Franklin, Bryan Fry, Nobuhiro Fusetani, Kristin Gallagher, J.E. Garb, Lisa-Ann Gershwin, Walter M. Goldberg, Jason G. Goldman, Gláucia B. Gonçalves, J.S. González, Barbara Gratzer, DuBose B. Griffin, K.J. Gron, Alexandra S. Grutter, Ramesh C. Gupta, William Hackett, I. Haifig, F.R. Hainsworth, J.R.S. Hales, Celia Hall, David Hall, K. S. Hamilton, Peter J. Hanna, Martin Hardt, Roy Alexander Harrison, Kanehisa Hashimoto, Blair Hedges, Paul Heinrich, R.B. Heredia, Juergen Herler, Gudrun Herzner, Ilo Hiller, Benny Hochner, Anne-Marie Hodge, Jennifer S. Holland, Henk-Jan Hoving, Don Hunsaker, István Imre, Y. Itagaki, Mary Ann Jabra-Rizk, Jarred R. Jenkins, K. Johannesson, Nicholas S. Johnson, D. Jones, C. Barker Jørgensen, Kaieteur National Park, S. Kamhawi, Melissa Kaplan, Isabella Kappner, Julia Kästner, Philipp Al Khatib, KidsHealth.org, Megan Kierzek, K.C. Kim, S. M. Kisia, Thomas Kleinteich, Kritaya Kongsuwan, S. Krane, Carey Krajewski, Harold W. Krenn, Chitraporn Kuanpradit, Samantha Lafontaine, Janice Lai, Sam Lai, Juan Lashera, Wing-Kee Lee, Guy Levy, Map of Life, E.R. Lillehoj, Bruce E. Logan, S. López, MarineBio Conservation Society, Marine Education Society of Australasia, Gustavo Ferreira Martins, H. Marquis, Solange Marques-Silva, Jennifer A. Mather, A.G. Matoltsy, Maui Ocean Center, Neil McDaniel, Rod McDonald, Donald M. McKinstry, Stefan Meldau, S. Mendez, Adriana De Lima Mendonça, C. Meneses, Joseph F. Merritt, Metropolitan Oceanic Institute & Aquarium, W.L. Meyer, Eva Millesi, Monterey Bay Aquarium and Research Institute, Mariella Moon, C.E. Mueller, Dietland Müller-Schwarze, Thomas M. Murphy, Murray-Darling Basin Authority, Darren Naish, K. Nakanishi, Ruth R. Do Nascimento, Ella A. Naumova, A.D. Needham, Hans L. Nemeschkal, T.P. Ng, Phil Nixon, F. Oliveira, Opossum Society of the United States, Oregon Health and Science University, Prancing Papio, Stephanie Pappas, J.J. Park, C. John Parmenter, Roger Pearson, Penn State College of Agricultural Sciences, Brian M. Peters, Andrea D. Phillott, K.A. Pitt, Christopher Putnam, M.J. Ranilla, K.S. Richards, Claudio Richter, Bruce Robison, Javier Rodriguez, M.G. Rodríguez, Lynn L. Rogers, B.K. Rubin, Jennifer G. Rumney, A.Z.M. Salem, S.H. Saltin, Tudor Sandulescu, Mark A. Scheper, Stefan Schuster, ScienceLine, José Eduardo Serrão, Syed Waliullah Shah, Sara El Shaye, Stephen J. Simpson, Tane Sinclair-Taylor, Carlos E. Silva, Katherine A. Sloman, Andrew M. Smith, Smithsonian National Zoological Park, Prasert Sobhon, Society for Science & the Public, Marcos Franklin Sossal, South Carolina Department of Natural Resources, Prapee Sretarugsa, R. Stafford, Kathrin Steckbauer, C. Swann, Jessie Szalay, Clarissa R. Teixeira, Ross Tellam, Martin Thiel, Craig Thorburn, Aleš Tomčala, John Tooker, A.S. Tucker, United States Department of Agriculture, University of California-Santa Barbara ScienceLine, Adalberto Luis Val, J.G. Valenzuela, Aart J. E. VanBel, Lucie Vaníčková, J.J. Ventura, Stephen H. Vessey, Nicolas Vidal, Dietrich VonKnorre, J.A. Voynow, Peter Waldie, Manfred Walzl, P.J. Weldon, S.W. Werneke, Mark Willcox, Torsten Will, G.A. Williams, David Wong, James B. Wood, Jennifer L. Wortham-Neal, Banglao Xu, Kazuo Yamazak, Ed Yong, José Cola Zanuncio, José Salazar Zanuncio, Jr., Dongni Zhang, Zhenjun Zhao, Jingsong Zhu, Marc Zimmer, Stefan Zimmer, and P.A. Zobel-Thropp.

作者向以下摄影师和摄影资料来源处表达感谢：

From Shutterstock: 2NatS, Abbydog, Akiyoko, Alan Poulson Photography, Alexsvirid, Solodov Alexey, Andreas Altenburger, Andaman, AndChisPhoto, B. Toy Anucha, Ronald van der Beek, O. Bellini, Bildagentur Zoonar GmbH, BlackeagleEMJ, Blamb, Bluehand, Jeremy Brown, Vittorio Bruno, Aleksandr Bryliaev, Andrew Burgess, Jose Luis Calvo, Chelsea Cameron, Rich Carey, Chesky, ChinKC, Nantawat Chotsuwan, Lars Christensen, R. Classen, Antonio Clemens, Andre Coetzer, Creations, Csabacz, Cynoclub, Ethan Daniels, Darios, Davemhuntphotography, Decade3d/Anatomy Online, De2marco, Pan Demin, Designua, Di Studio, Digitalbalance, Robert Eastman, Frolova Elena, Biro Emoke, Dirk Ercken, ERIC I, Erni, Tiplyashina Evgeniya, David Evison, Iakov Filimonov, Steven Fish, Fivespots, Mike Flippo, Fotos593, Four Oaks, Nick Fox, Foxterrier2005, J. Gade, Volodymyr Goinyk, R. Gombarik, Graphic Compressor, HeinzTeh, H. Helene, Vitalii Hulai, Ifong, Indigolotos, Irin-k, IrinaK, Tischenko Irina, Eric Isselee, Wichitpong Katwit, Cathy Keifer, Larry B. King, Levent Konuk, Vadim Kozlovsky, Irina Kozorog, Volodymyr Krasyuk, Tamara Kulikova, Kurt_G, Lori Labrecque, Seth LaGrange, George Lamson, Henrik Larsson, LauraD, Valeriy Lebedev, Kit Leong, Lik Studio, Littlesam, J.Y. Loke, Michael Lynch, C.K. Ma, Cosmin Manci, Joe McDonald, Brandy McKnight, Vladimir Kogan Michael, Mikecphoto, Jon Milnes, Mnoor, Andre Mueller, Christian Musat, Jonathan Nackstrand, Nattanan726, Neryx.com, Stacey Newman, Byelikova Oksana, OneSmallSquare, Oolulu, Jakkrit Orrasri, Bernatskaya Oxana, Pakhnyushchy, Adam Paradi, Passenier, PathDoc, Somyot Pattana, Andrey Pavlov, Perutskyi Petro, Photokin, Picturepartners, Daniel Poloha, Stuart G. Porter, Prajit48, Mitch R., Yusran Abdul Rahman, Alexander Raths, Morley Read, Reptiles4all, RioPatuca, Roblan, Ivaschenko Roman, Paul Rommer, Jason Patrick Ross, R. Gino Santa-Maria, Susan Schmitz, Sciencepics, Serg_dibrova, Serg64, Khamidulin Sergey, Sergey Skleznev, Andrew Skolnick, cott T. Slattery, Carolina K. Smith, Danny Smythe, Beverly Speed, Stasis Photo, Aleksey Stemmer, David P. Stephens, Stockpix4u, Allen McDavid Stoddard, Kuttelvaserova Stuchelova, Studio 37, Suz7, Sydeen, TechWizard, Shunfa Teh, Decha Thapanya, TinnaPong, Anatoly Tiplyashin, Ugreen 3S, Marco Uliana, Kristina Vackova, VaLiza, Marek Velechovsky, Aleksei Verhovski, Vlad61, Kirsanov Valeriy Vladimirovich, Vaclav Volrab, Wiratchai Wansamngam, Tony Wear, WilleeCole Photography, Michiel de Wit, Wonderisland, Worldswildlifewonders, Xpixel, Pan Xunbin, Davydenko Yuliia, Sonsedska Yuliia, and Jiang Zhongyan.

From Other Sources: CDC, CDC/Mae Melvin, Discover Waitomo, Russ Hopcroft/Institute of Marine Science/University of Alaska-Fairbanks/(UAF)/NOAA, Joana Garrido, James Lindsey/Ecology of Commanster (Licensed under CC BY-SA 3.0 via Commons/Wickipedia), Murray-Darling Basin Authority, NOAA/CBNMS, NOAA Okeanos Explorer Program, Ben Reichardt/Getty Images, Denis Riek, Gunther Schmida, Ron Shimek, Linda Snook, and Norbert Wu/Getty Images.

感谢以下来自美国北卡罗来纳州阿什维尔的霍尔弗莱彻小学的学生和教职员工：

Ms.Beverly McBrayer (Library Media Program Director); Alana, Amara, Ana'ya, Charlie, Elijah, Gabby, Gavin, James, Jasper, Josiah, Julian, Leona, Kayjon, Kyleah, Magnolia, Naomi, Phoebe, Stella, and Yasaret from Mr. Tomas Seijo's fourth grade class; and Adreyona, Alexander, Ayana, Brenda, Brooklyn, Cheyenne, Danielle, DaRoyal, Elle, Jeremiah, Keedrick, Leah, Manuel, Marquavious, Rayne, Tamylah, and Xev in Ms. Rebe Shaw-Cooke's fourth grade class.

## 想一想，为什么……

为什么图中这些狼用舌头来互相问候呢？像许多其他哺乳动物一样，狼利用唾液中信息素的气味来获取其他狼的信息。幼狼还会舔狼群中成年狼的嘴巴，这样成年狼就会把食物喂进幼狼的嘴里。

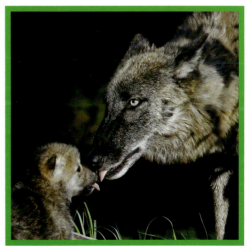